クレヨンハウス・ブックレット 002

からはじまる

食べものと放射能のはなし

食政策センタービジョン21代表
安田節子

本書は、2011年6月11日にクレヨンハウスで行われた「原発とエネルギーを学ぶ朝の教室」での講演をもとに、7月15日現在の状況やデータに基づき加筆、修正のうえ再構成したものです。

クレヨンハウス

はじめに　3・11以降の「食」の原則

3・11以降、わたしたちは映画『風の谷のナウシカ』（＊1）に出てくる「腐海」の世界、放射能が漂う「腐海」に生きざるをえなくなってしまいました。これからずっと「放射能」とつき合っていかなければならないのです。この未曾有の原発事故を起こしてしまったいま、わたしたちは怒りと慙愧《ざんき》の思いに立ち、いまここを原発のない世界を実現するターニングポイントにしなければなりません。

ギリシャ神話に出てくる時間の神カイロスは、機械的に流れる時間の神クロノスとは異なり、歴史や人生の意味が変わる時を司ります。これまでの延長に未来はありません。いままさにわたしたちは、カイロスの時、チェンジの時を迎えたのだと思います。

福島第一原子力発電所の事故は、国際的事故評価で「レベル7」、つまりチェルノブイリと同じ深刻な事故とされました。しかしわたしは、本当はもっと深刻なレベルではないかと思います。4基も一度に壊れ、いまもって収束できていません。爆発やベント（＊2）によって大量放出された放射性物質が東日本を広く汚染し、その後もダダ漏れが続いています。

都内にも、高濃度汚染のホットスポットがいくつも見つかっています。放射能雲は、風向きや雨によって、放射性物質を各地に降下させています。広い地域から、作物の汚染が伝えられています。雨によって水源に降下した放射性物質は、飲料水を汚染しました。

また、核燃料の冷却のために大量の注水が続き、そのため放射能に汚染された水が増え続け、それを海へ流して国際的批判を浴びました。汚染水の浄化システムを設置し、汚染の低減化を図ろうとしていますが、順調には進んでいません。汚染水は海へ漏れ出ていないのでしょうか。

海洋汚染が深刻であることは誰もが想像できますが、政府はグリーンピース（＊3）の海洋汚染調査を認めませんでした。政府の水産物検査は及び腰にみえます。沿岸の海草はもとより、海流にのって水産物汚染は広がっていくでしょう。水産物の汚染は今後、顕在化すると思います。

空気と水と食べもの。これら、わたしたちの生存に欠くことのできないものが、汚染されてしまった現実——。

これから内部被ばく（13ページ）の問題が、焦点になります。しかし、食品汚染の検査は、ごく一部しかされていません。また検査対象の放射性物質もヨウ素やセシウムのみならず、ストロンチウムはじめウランやプルトニウムの検査がされなければなりません。

食品は、市場入荷前にすべてを検査する体制が一刻も早く必要です。政府はやる気があるのでしょうか。困難がともなっても、国民の内部被ばくを避けるためにはやるべきことなのです。

「基準を超えたものは出荷されないから安心するように」と言われても、検査はごく一部にとどまり、すべてが検査されているわけではありません。少なくとも、検査済みかどうかの表示がされなくてはと思います。学校給食の食材は、最優先で検査しなければなりません。政府や自治体、スーパーなどにも声をぶつけ、検査や表示を働きかけていきましょう。そして、内部被ばくを避けるためにできることをしましょう。

原水爆実験の放射性物質による汚染やチェルノブイリ事故から、食べものの汚染除去の研究がなされてきました。それらを参考に、内部被ばく低減のセオリーをお伝えできれば幸いです。

「食べものと放射能」を考えるときのもっとも大切な原則。

それは、「**放射能に汚染された食品は、原則、出荷・販売されてはいけないし、これを飲食してはいけない**」ということです。

胎児や子どもは大人の何倍もの放射能の影響を受けますので、この原則をできうる限り適用していくこと。それが、この問題を考えるにあたって、もっとも基本的な考え方だと思います。

（＊1） 1984年に公開された、宮崎駿監督の長編アニメ映画。最終戦争から千年がたち、人類の末裔は猛毒の菌類の広大な森「腐海」に征服されようとしていた……。自然を愛し、虫と語る風の谷の族長の娘ナウシカが、たったひとりで未来の地球を救う姿を描いた作品。

（＊2） 蒸気で内部の圧力が高まり、原子炉圧力容器や格納容器が損傷するのを避けるため、原子炉内部の放射性物質を含む蒸気を外部に逃して圧力を下げる排気措置。

（＊3） 環境保全・自然保護の分野において、世界的に有名な国際NGO。海洋生態系問題や、オゾン層破壊、森林問題、原子力問題、エネルギー問題、遺伝子組み換え作物への反対アピールなど、さまざまな活動を行っている。

第1章　いま、わたしたちが「食の安全」のためにできること

●流通するすべての野菜が、検査されているわけではない

現在、農林水産省が音頭をとり、メディアを使って、被災地のものを買って食べよう、という呼びかけが盛んに行われています。それは、被災地をなんとか応援したいというわたしたちの気持ちに届きやすいメッセージですが、わたしは、これに疑問を感じます。

多くのひとは、基準値を超えたものは出荷停止になり、それ以下のものだけが出回っていると思っているのではないでしょうか。実際には、そうではありません。たとえば、BSE（牛海綿状脳症）のときの全頭検査のように、市場に入るもののすべてが検査されているという前提であれば、八百屋さんやスーパーで、どこのものでも安心して買えます。しかし、残念ながら、現在行われているのは、そういう検査ではないのです。

自治体職員が農地へ出向き、スポット的に採取したものが暫定基準値を超えると、出荷停止となるだけです。3回（3週）検査をして、基準値を下回っていれば再出荷されます。それに、検査されないもののほうが圧倒的に多いでしょう。（＊4）

市場に出ているものがすべて検査済みというわけではないのですから、多くのひとは「基準

値以下でも汚染があるものは口にしたくない」と思うのは自然なことです。それで「やはり産地を見て買おう」ということになります。すると、販売店も、消費者が敬遠する産地のものを仕入れなくなります。

福島や茨城や千葉、神奈川の一部野菜やお茶からも放射能汚染が報告されましたが、出荷停止にあった産地のものは市場で売れにくくなります。この状況のままでは、生産者は追いつめられます。

（＊4）追加情報：6月27日、政府は出荷制限解除のルールを一部変更。これまでの基準は、「半減期」が8日と短い放射性ヨウ素に合わせたもので、今後は、半減期がおよそ30年と長い放射性セシウムが規制値を上回った場合、その後1ヶ月以内に、出荷制限を受けた地域の同一市町村の3ヶ所以上の検査ですべて規制値を下回れば、出荷制限を解除すると発表した。

● 暫定基準値以下でも、生産者すべてを補償の対象に

わたしは神奈川の有機農業者のネットワークに参加していて、自分自身、有機生産者の農場から買っていますが、安全な食べものを届けることを第一にしてきた農家の仲間は、たとえ暫定基準値以下であったとしても、放射能を浴びてしまったものを、「これを食べてください」と消費者に出せるだろうかと、とても苦しんでいます。土づくりに励んできた農地を捨てて、移転すべきかまで考えなければならない、生産者の悩みは深いのです。寄り合いで議論がなされ、その結果、自分たちが検査に出した数値や自治体検査の数値など現状を毎回公表し、あとは消費者の選択に委ねる方法を当面とることになりました。

つまり、それを食べるか食べないかは、契約している消費者の選択に委ねるということです。子どもには関西以西のものを食べさせるというひともいるだろうし、40歳以上ならあまり影響はないから、大人は食べていくという選択をするひともいるでしょう。

このような状況を見て、わたしは、暫定基準値以下であっても、売れなくなった生産物や、あるいは自主的に「ある程度の濃度があるので市場には出さない」といった、こころある生産者の生産物、すべてを補償の対象にしなければいけないと思いました。

そもそも暫定基準値を高く設定したうえ、その数値を超えて出荷停止となったものだけを補償するというやり方は、費用負担を少なくするための汚い手だと思います。基準値以下であっても、放射能汚染のあるものはすべて保障されなければなりません。東京電力の営業所に山積みにして、買い取らせる運動を起こす必要があると思います。

消費者が、「買って、食べて、支える」などということで、消費者と生産者の間でその問題を負担し合うというのは根本的に間違っていると思います。

汚染のあるものは市場に出してはいけないのです。

では、汚染されたものはどうしたらよいか。

それは、政府や東電が、すべてこれを損害賠償するのが筋です。そこをはっきりさせなければなりません。

●「風評被害をまき散らすな」は間違い

いまある福島産のお酒や味噌、お米は去年のものなので、まったく問題はありません。けれど、野菜や乳製品などについては、やはり懸念があります。懸念があって当たり前です。これは風評ではなく実害があるからです。実害があるから、わたしたちは買いたくないのです。

それなのに、福島県では地産地消をうたって福島産を学校給食に出すというひどいことをしています。わたしの住む横浜の学校給食の食材には、福島産のアスパラガスや牛肉などが使われています。「それらはちゃんと検査済みなの?」と思います。横浜では、父母たちのつきあげで最近一部検査をするようになったようですが(＊5)。

保護者や消費者を安心させるためには、「市場に入るものは、すべて検査済み」としなければダメです。福島県でも汚染の高いところもあれば、ないところもありますから、きめ細かく継続的な検査をして、スクリーニングされた(選り分けられた)ものであればいいわけです。現実には、その信頼がないという状況があるのです。自己防衛をし、子どもに食べさせたくないと思うのは当たり前のことです。

政府やメディアが「風評被害をまき散らすな」などというのは、お門違い。そちらのいい加減な対応が不信感をつくり出しているわけですから。ろくな検査もしないで安全と言うほうが、「風評」をまき散らしていると言えます。

ここでは、なぜ「放射能に汚染された食べものを食べてはいけないか」を詳しく述べていきます。事実を正確に知って、「風評」という非難に惑わされず、この実害をもたらした元凶をしっかり認識して追求していきましょう。いま、福島のひとたちを支援するという意味でも、わたしたちができることとは、そういうことだと思います。

（＊5）「給食の食材　放射能測定。首都圏自治体親の不安根強く」（朝日新聞２０１１年7月6日より）。「横浜市立の小学校では、平日は毎日、給食に出される野菜の一部を検査している。（中略）こうした動きを後押ししたのは、自治体に相次ぐ親からの要望だ。『横浜の子どもたちを放射線から守る会』は5月、約2千人分の署名を添え、給食の食材を放射能汚染地域の外から調達するよう求める請願書を提出していた。」

表1／「給食をめぐる主な自治体の取り組み」

	野菜などを検査	牛乳を検査	食材の産地を表示
群馬県前橋市	幼／小／中	幼／小／中	—
茨城県守谷市	—	—	保／小／中
東京都新宿区	—	—	保／小／中
東京都中央区	—	—	小／中
東京都渋谷区	保／小	—	—
東京都世田谷区	—	保／小／中	—
東京都武蔵野市	小／中	小／中	—
神奈川県横浜市	小	—	—
神奈川県川崎市	—	小／他	小／他
神奈川県鎌倉市	保／小／他	—	—
神奈川県横須賀市	小	小／中	—
京都府京都市	小	—	—

保…保育園、幼…幼稚園、小…小学校、中…中学校、
他…その他（障がい児施設や特別支援学校など）　参考：朝日新聞2011年7月6日

第２章　放射線の人体への影響

●なぜ、「ヨウ素」と「セシウム」が指標になるのか

食品汚染の基準で、指標として登場するのが「ヨウ素」と「セシウム」です。

原子炉でウランを燃やす、つまり核分裂させると、核分裂生成物（＊6）という何百もの放射性核種（＊7）がつくられます。そのなかでも、非常に揮発性が高く、原発事故が起きると真っ先に大量に飛び出すのが、ヨウ素とセシウムなのです。

「ストロンチウム」と「プルトニウム」は、ごく微量でも生物学的毒性が非常に強いので、これらもどの程度までなら大丈夫なのか、基準値などをきちんとしなければならないのです。

ストロンチウムやプルトニウムは、不揮発性で飛び散りにくいですが、炉心がより高温になると溶け出します。ストロンチウムは、福島原発から60～70㎞離れた大玉村、80～90㎞離れた西郷村で計測されています。プルトニウムは、原発の敷地内の土壌から検出されています。

これが出たということは、東電は当初発表しなかったけれども核燃料の溶融――メルトダウンが早くから起こって高熱になっていて、それらが気化して飛び出したということが想像できます。メルトダウンで気化したストロンチウムが風に乗ってきて、首都圏にも降下している可

能性はありません。自治体も国も検査をしていないため、わからない状態です。車のエアフィルターの検査で、フィルターに吸着した大気中の放射性物質を計測することができます。このような実際的な方法も取り入れて、早くきめ細かな計測を実施、公表してほしいと思います。

（＊6）　核分裂の過程で、原子核が耐えきれずに分裂してできた破片（核種）を言う。核分裂生成物の多くは原子核が不安定で、放射線を出して別の原子核に変わっていく（放射性崩壊）。

（＊7）　構造が不安定なため、時間とともに放射性崩壊して放射線を出す核種のことを言う。

●DNAへの影響は!?

放射線（＊8）の人体への影響については、いろいろな情報を通してご存じと思います。

放射性物質があると、そこから放射線が出ます。この放射線は、細胞やからだを貫いていきます。これによって被ばくが起こるわけです。

放射性物質がからだの中に入ると、細胞や組織のす

表2／いろいろな放射性核種

名　前	（物理的）半減期	人体への影響
ストロンチウム90	約29年	カルシウムと代謝が似ていて、骨への沈着が多い。骨腫瘍や白血病の原因となる。主に消化管から吸収される。
ヨウ素131	約8日	揮発して気道から吸収されやすい。甲状腺に選択的に取り込まれ甲状腺ガンや甲状腺機能低下となる。
セシウム137	30年	筋肉や全身に分布し、白血病や不妊の原因となる。
プルトニウム239	約24,000年	肝臓、骨、肺に集積され、肝ガン、骨腫瘍、肺ガン、白血病の原因となる。

ぐ近くで放射線を出すため、被ばくの密度がたいへん高くなります。

わたしたちのからだの細胞の核の中にＤＮＡ（＊９）があり、これを構成する分子と分子は、ごく微小なエネルギーでつながっています。そこに放射性物質が入ってくると、これの何百万倍もの高エネルギーが放出されるため、分子がバラバラになってＤＮＡが切断されてしまうのです。

遺伝情報を担うＤＮＡが切断されると、遺伝子異常が引き起こされます。また、α（アルファー）線の場合、被ばくしなかった周辺の細胞にも、被ばくした細胞から被ばく情報が伝えられ、高い頻度で遺伝的変化が生じ続けることが明らかになってきました。

遺伝子には修復機能がありますが、被ばくがたくさんの箇所で起きると、修復ミス（変異）が起きます。その修復ミスの遺伝子が細胞分裂で増えていきますので、細胞分裂が活発にくり返される胎児や子どもの場合は特に影響が大きくなるのです。

図1／放射線によって細胞やDNAが傷つく仕組み

たとえば、エックス線を1ミリシーベルト被ばくすると
すべての細胞の核に平均1本の放射線が通る
5ミリシーベルトなら5本

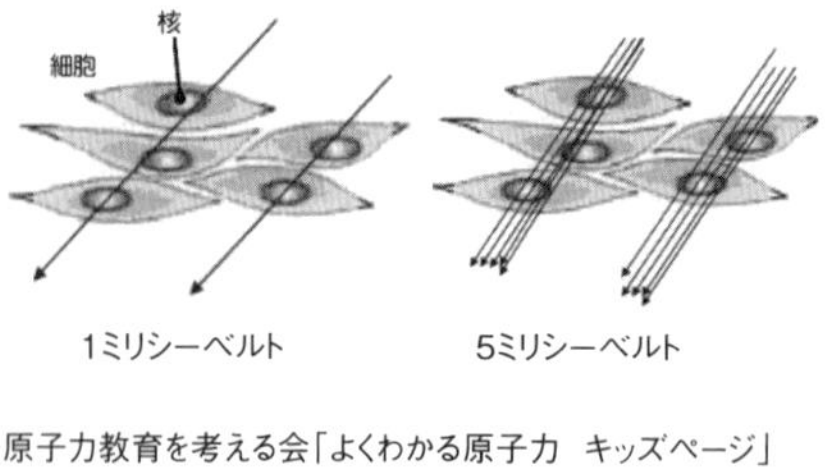

放射線によるDNA切断

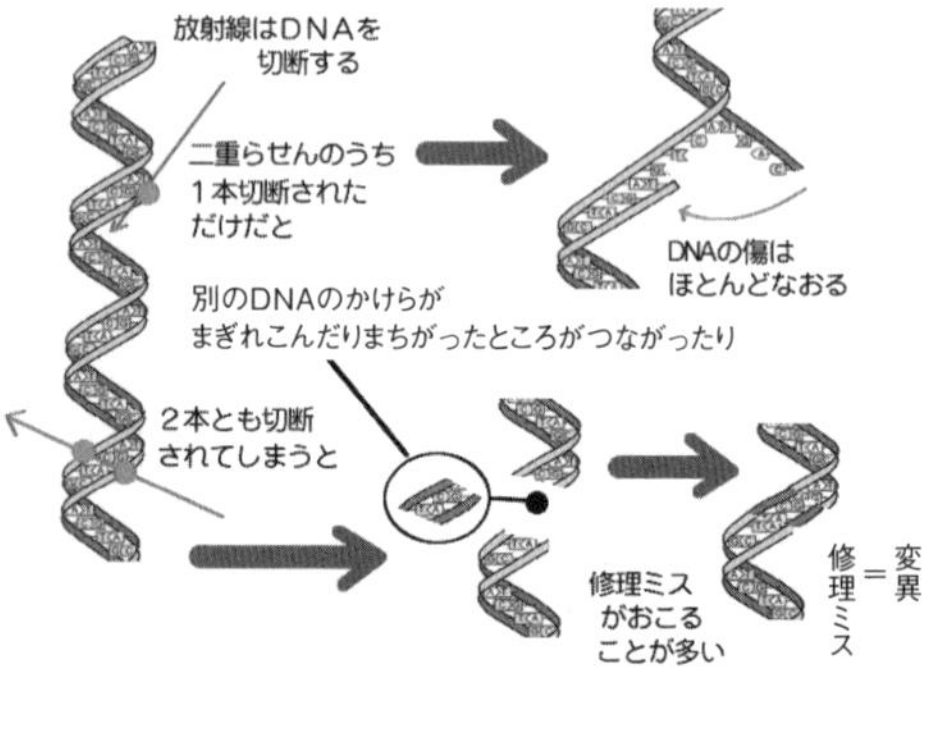

原子力教育を考える会「よくわかる原子力　キッズページ」
http://www.nuketext.org/indexkids.html　より

また、生殖細胞が傷つくと、子や孫の代へとその傷が受け継がれていきます。ですから、妊婦（生殖細胞は胎児のときにできる）はもちろん生殖年齢のひとたちは、微量でも放射性物質を浴びないようにしなければいけません。

遺伝子異常は、わたしたちのからだにガンや不妊、先天性異常、胎児には知能障がいや新生児死亡など、さまざまな影響をもたらします。

（＊8）放射性物質が放射（放出）するもので、非常に危険だが目に見えない。α（アルファー）線、β（ベータ）線、γ（ガンマ）線、中性子線、陽子線など、いくつかの種類がある。エックス線も一種。

（＊9）デオキシリボ核酸（DeoxyriboNucleic Acid）の通称。二重らせん構造の、遺伝情報を保持する物質で、細胞分裂のときに元の細胞とまったく同じ遺伝情報を子孫に伝える働きをする。

●外部被ばくと内部被ばく

放射線障がいには、ご存じのように「外部被ばく」と「内部被ばく」があります。

外部に放射性物質があって、そこからの放射線で外から被ばくするのが、外部被ばくです。原爆が落とされたときや、原発事故現場の高濃度の放射能が出ている場所で浴びるのも外部被ばくです。

一方、からだの中に放射性物質を取り込むことで受けるのが内部被ばくです。呼吸によって、また食べたり飲んだりして、からだの中に放射性物質を取り込むことです。子どもたちは砂場や側溝に入ってあそんだりしますが、そこで吸い込んだり、放射性物質のついたチリを手指から口に入れたりということでも起きます。

内部被ばくは、放射性物質が体内に存在するかぎり続きます。しかし、ずっとそのままではなく、放射性物質の体内残留量は、物理的な減衰と生物学的な減衰の両方で減少します。

この外部被ばくと内部被ばくを併せたものが「総実効被ばく線量」です。チェルノブイリ事故後のさまざまな経路から生じるオーストリア人の被ばくの割合について、オーストリア政府が見積もったものでは、80％が食品からの内部被ばくです。

したがって、食品による内部被ばくはもっとも懸念されることなのです。

●チェルノブイリでは、被ばくして3～5年後に症状が

政府の発表やテレビなどの報道で、「ただちに影響はない」とよく言われていましたが、確かにただちに影響はありません。しかし、それは「しばらくすると影響がある」ということでもあるのです。

ニューヨーク科学アカデミー発行『チェルノブイリ～大惨事の環境と人々へのその後の影響』を編集したジャネット・シェルマン博士インタビュー記事によると、チェルノブイリの場合は、事故が収束した後3～5年たったころから、子どもたちの甲状腺障がいをはじめ、大人も含めて白血病、ガン、白内障など、さまざまな症状が現われています。不妊、加齢現象、先天性異常などもあります。胎児への影響としては、知能障がいと新生児死亡などが起こってい

ます。
このように、放射線の人体への影響は、被ばくから時間が経って発生するから恐ろしいのです。

図2／チェルノブイリ事故による健康障がい

● ベラルーシの子どもの甲状腺ガン（15歳未満）年間発生件数

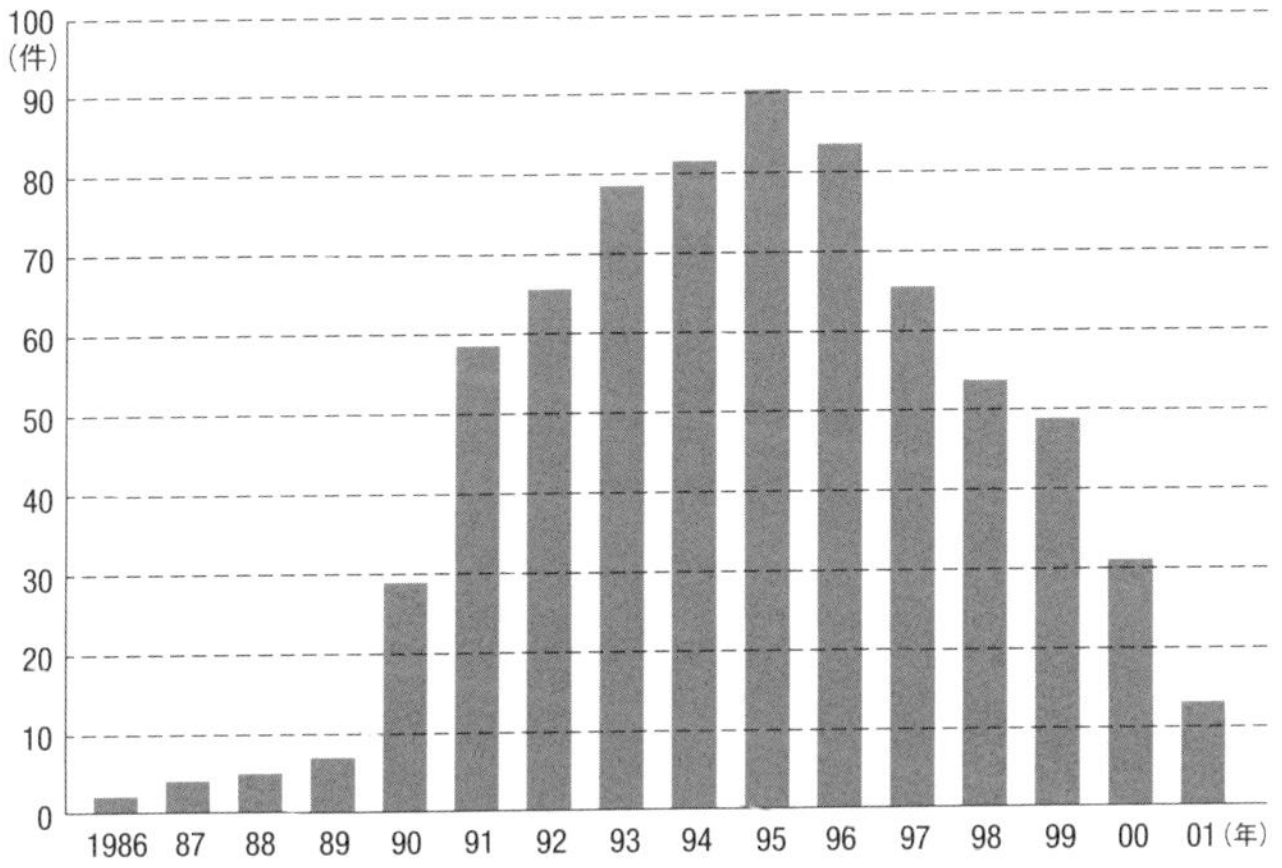

● 汚染地域における子どもの甲状腺ガン 年間発生件数
（子どもの年齢：ウクライナ0〜19歳、ベラルーシとロシア0〜14歳）

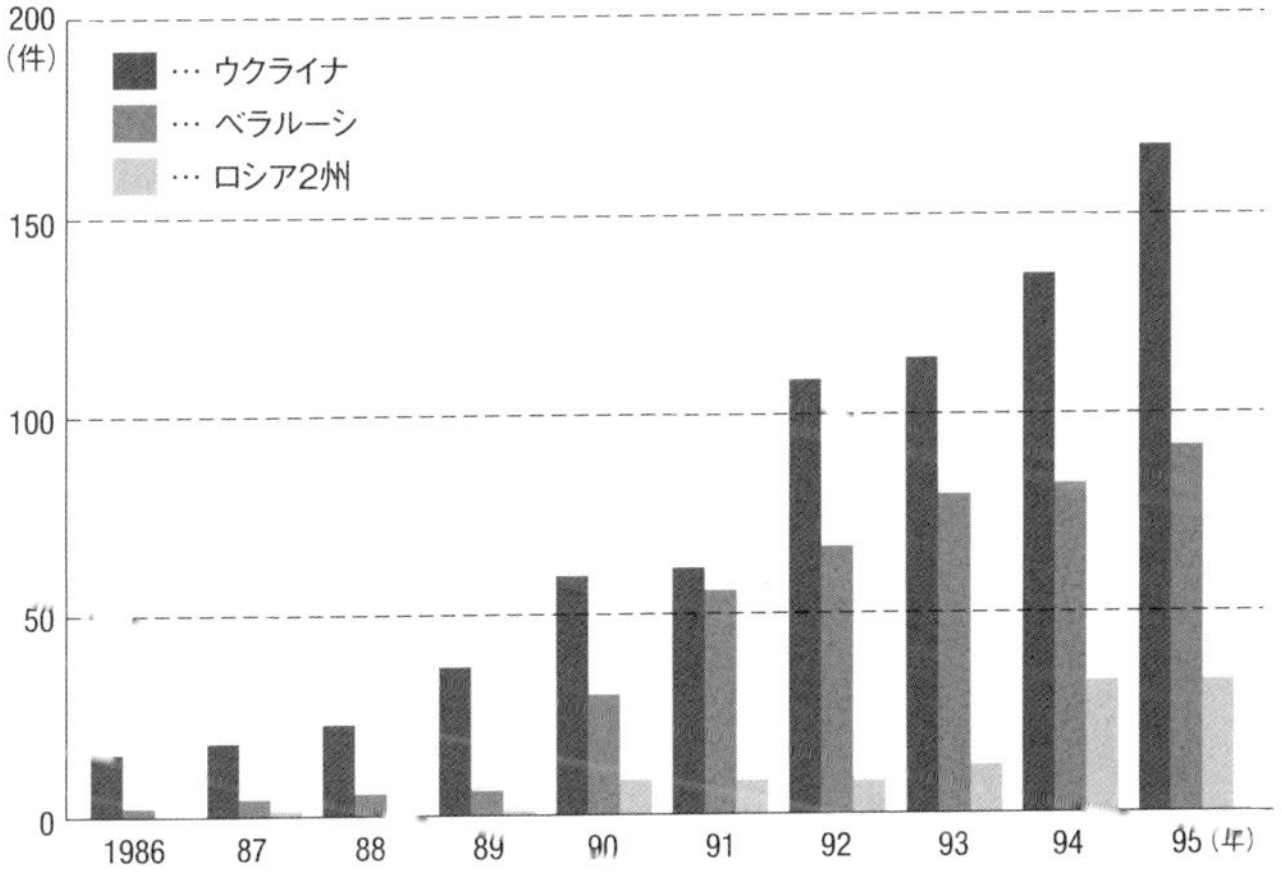

出典：上図「チェルノブイリ原発事故」http://www.rri.kyoto-u.ac.jp/NSRG/Chernobyl/Henc.html
下図「チェルノブイリ原発事故によるその後の事故影響」
http://www.rri.kyoto-u.ac.jp/NSRG/Chernobyl/GN/GN9705.html　ともにグラフ作成／今中哲二

●子どもたちの甲状腺に「ヨウ素」がたまる理由

図3を見てください。からだに入った放射性物質は、ひとのさまざまな臓器に集まって放射線を発し続けます。

それぞれ放射性物質の種類によって、集まる臓器が違います。

たとえば、甲状腺は甲状腺ホルモンをつくる素材としてヨウ素を必要としますが、天然のヨウ素と放射性ヨウ素の区別がつかないので、放射性ヨウ素が入ってくると、天然のヨウ素と間違えて甲状腺に放射性ヨウ素をどんどんため込みます。

甲状腺ホルモンは、タンパク質を合成したり、神経細胞をつくったりと、子どもが成長するときにとても必要なホルモンです。そのため幼児や子どもの場合、甲状腺でのヨウ素の取り込みがたいへん多

図3／からだに蓄積する放射能

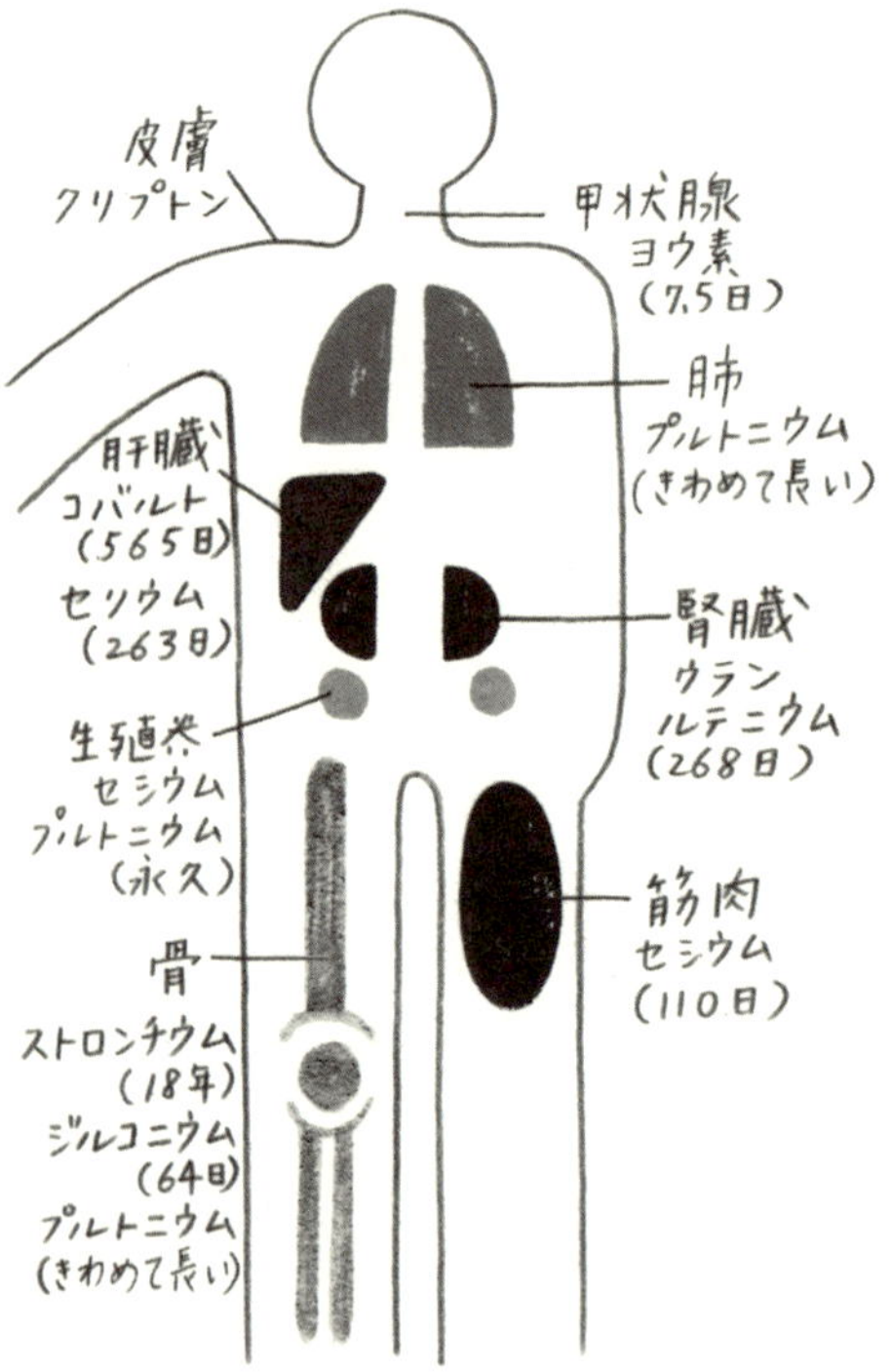

『食卓にあがった放射能』(高木仁三郎・渡辺美紀子／著　七つ森書館／刊)より作成 ※(　)内は半減期の日数

いのです。40歳以降の年齢になると、そういったことはほとんどありません。子どもの甲状腺に、放射性ヨウ素が集中してたまると、甲状腺のいろいろな障がい、すなわち甲状腺腫、甲状腺機能低下症、甲状腺ガンなどが引き起こされます。

チェルノブイリの事故後、首に甲状腺の手術あとの傷、「チェルノブイリ・ネックレス」がある子どもたちが多く見られます。こういう事態が日本でも起こるのではないかと懸念されます。

●治療薬としてのヨウ化カリウム剤（安定ヨウ素剤）

治療薬としては、ヨウ化カリウム剤というものがあります。これは放射性ヨウ素を取り込む前に、甲状腺をヨウ素でいっぱいにしてしまおうという目的で使われるもので、一定の被ばく線量を超えると考えられる場合、自治体から配布されます。

事故直後に飲めば90％以上の効果があると言われています。ヨウ化カリウム剤の服用は、40歳未満が対象です。ただし、胎児の被ばくを低減・阻止する目的の場合は、40歳以上であっても妊婦は服用対象となります。

ところが、福島原発事故直後、汚染を受けた地域に服用の手配がされたという報道をあまり聞きません（＊10）。本来、原発のある自治体は、幼児や子どものいる家庭には、すべて配布する必要があります。今回のような放射能汚染が起きたら、ただちに飲ませなければならなかったのです。備蓄してあるヨウ素剤が使われなかったのなら、なんの意味もありません。

7月5日の報道（産経オンラインニュース）によると、福島第一原発周辺の子ども約1000人を対象にした調査では、45％の子どもが甲状腺に被ばくしていたそうです。誰がこの責任を取るのでしょうか。

ほかの原発立地の自治体でヨウ化カリウム剤の備蓄量や配布体制がどうなっているか、住民は確認しておく必要があります。

（＊10）福島県庁によると、国からの配布指示が出なかったということだが、いわき市、三春町など一部市町村は独自の判断で備蓄のヨウ化カリウム剤を配布したとのこと。ヨウ化カリウム剤の効用から考えて、避難する際にこれを配布、服用させればよかったのでは、と考えられるが、「副作用などのことも考え、放射線量に問題がないと考えて、国は配布指示しなかったのでは」と県は言う。

●カリウムに似た動きをする「セシウム」

セシウムは、カリウムに非常に似た挙動をします。カリウムは、人体にも植物にも必要なものですが、セシウムが、カリウムに構造や挙動が似ていることから体内に取り込まれやすく、それが全身の筋肉に散らばっていきます。

また、セシウムは生殖器にも蓄積します。ガンや遺伝子障がいの原因になったり、心臓の筋肉に集まると心筋梗塞を誘発するとも言われています。セシウムを取り込んで胎盤が被ばくすると、胎児に充分な胎盤機能を果たせずに発育障がい、知能障がいを起こしたり、虚弱で多様な病を持つ子どもの頻度が高くなるといわれています。

●骨のガンを引き起こす、カルシウムに似た「ストロンチウム」

ストロンチウムは、性質がカルシウムと似ています。カルシウムは、歯や骨に必要なものですが、ストロンチウムがカルシウムと似た働きをするので、人体はカルシウムと間違えて骨に取り込みます。骨に取り込まれてしまえば、長い間排泄されることはありません。

そうすると、骨のガン、骨肉腫、白血病などを引き起こすということになります。また、ストロンチウムは水溶性で植物に吸収されやすく、土壌の表層に止まる傾向のセシウムと違って、土壌の深い場所まで届きます。海に放出されると魚の骨などに取り込まれ、蓄積する可能性があります。

●半永久的に体内にとどまる「プルトニウム」

プルトニウムは、半減期（＊11）が長寿命で2万4000年、1000分の1になるのに24万年かかる猛毒の物質です。この猛毒の物質が、肺や生殖器、骨などにたまるのです。

今回の事故で、プルトニウムは原発敷地内でしか検出されていないということですが、各自治体では計測されていないので実際はどうなのかわかりません。福島第一原発の3号機は、ウランにプルトニウムを加えてつくったMOX燃料を使っています。3号機は爆発が起きていますから、当然大気中に放出されたとわたしは考えています。

にもかかわらず、電力会社は、プルトニウムを混ぜ込んだMOX燃料を、それを使うようには設計されていない各地の原発で使っていこうとしています。なぜなら、使用済み核燃料を再処理すると発生するプルトニウムがたまり続けているため、他国から核保有の疑いをもたれないよう原発で燃やして減らすためです。MOX燃料は原発の危険性を増すものです。

核兵器の材料となるプルトニウムはいりません。使用済み核燃料は、再処理をせず、そのまま永久保管することです。とはいえ、その安全な保管方法もないのが現実です。

IAEA（国際原子力機関　＊12）は、チェルノブイリ事故によるこれまでの死者は約4000人と発表しています。この死者数は英文で発表された350の論文に基づいてい

表3／土壌中の放射線核種ヨウ素131、セシウム137、ストロンチウム90の動向と対策

同位元素の名前	（物理的）半減期	特　　徴
ヨウ素131	γ(ガンマ)線　β(ベータ)線 半減期は8日 土壌への長期蓄積はない。	汚染は降下物としての農作物への付着だけ。
セシウム137	γ(ガンマ)線 β(ベータ)線 半減期は30年 土壌吸着しやすく、 表層土壌（0−10cm）に 90%保持される。	カリウムがあると置換されやすく、作物への移行を抑制できる。 原子の周期表では、カリウムとセシウムは同じ第1族で 挙動が似ているため。 土壌粒子に沈着して、雨や風で動く。
ストロンチウム90	β(ベータ)線 半減期は29.1年 土壌中ではカルシウムがあると、 作物への吸収は抑制される。	同じ２族のカルシウムと置換されやすい。土壌の中で 20〜30%が水に溶けて、下層土壌への移行と作物への吸収が、 セシウム 137 と比べてひと桁大きい。人間の体内に入ると、 カルシウムと同じ挙動を示す。カルシウムと交換して、骨に蓄積し、 β線を出し続け、骨細胞を破壊。ガンに。

（新潟大学農学部　野中昌法教授による）

ます。

一方、公開されている医学的データ5000以上の論文をもとにした、ヤブロコフ博士らの調査報告『チェルノブイリ～大惨事の環境と人々へのその後の影響』（ニューヨーク科学アカデミー発行）では、チェルノブイリ事故後20年間の死者は100万人を超えるという、IAEAとはまったく異なる数字を発表しています。

この調査によれば、チェルノブイリのあとに生まれたベラルーシの子どもで、健康と言える子どもはわずか20％しかいない。あとの80％の子どもは健康に何らかの問題があるという、非常に衝撃的な報告もなされています。また、ひとびとがガンや心臓病でいのちを落とすだけでなく、からだ中の臓器が傷つけられて免疫機能、肺、眼内レンズや皮膚など、すべての器官が放射能の悪影響を受けたこと。しかも人間だけではなく、調査した魚、植物、鳥、バクテリア、ウイルス、動物など生態系のすべてが例外なく変わってしまい、鳥や動物にも人間と同様の悪影響があったと報告されています。

（＊11）　放射線を出す能力が半分に減る期間のこと。
（＊12）　原子力の平和的な利用を促進しつつ、軍事目的に転用されることを防止するため、1957年に発足された。本部はウィーンで、現在140ヶ国以上の国が加盟。基本的に、原発推進を目指して組織されている団体。

●子どもは大人の10倍の影響を受ける！

わたしたちが、最大限自分でできることは何なのでしょうか。

それは、**避けられる被ばくは避ける**ことです。

乳幼児などのちいさな子どもや妊婦の方は、とくに配慮が必要です。汚染地域の子どもや妊婦の方、あるいはこれから妊娠する可能性のあるひとは、一刻も早く避難する必要があります。年間被ばく量1ミリシーベルトという基準が、一般人の許容限度とされています。本来なら、それを超える地域の住民すべての避難が政府の責任で行われる必要がありますが、政府は逆に、20倍の20ミリシーベルトに基準を引き上げました（＊13）。避難地域はごく一部に限定され、多くの住民は汚染のなかにとどまらされています。

行政の支援は、避難区域外や自主避難にはほとんどありません。こうした状況に対し、福島県民の避難を支援しようと各地が受け入れに動き出しています。しかし、避難に踏み切れないひとたちがたくさんいるのです。

これまでの生活基盤を捨て、新しい土地での生活を一からはじめるのは容易なことではないでしょう。それに、放射能は目に見えませんから、危機を感じにくいこともあります。でもこは、目に見えない放射能という敵に攻め込まれた「戦場」なのですから、脱出して生き延びてほしいと思うのです。いまはそういう状況なのです。

わけても、ちいさい子どもは、大人の4～10倍も感受性が高いのです。同じ放射線量の被ばくをしても、細胞分裂が活発な子どもは、大人の何倍もの影響を受けます。汚染地域の子どもの避難、疎開が一刻も早く実施されなければなりません。

東電や国は、避難しようとするひとたちに、避難支援、生活支援を行うべきです。福島の汚染地域は、フランス放射線防護原子力安全研究所（ＩＲＳＮ）が、以下のように日本在住のフランス人に立ち入らないよう強く勧告し、子どもの立ち入りは禁止しているところなのです（ＩＲＳＮ「福島第一原発事故に関する広報（６）」６月８日発表より）。

「福島県の北半分の地域、特に福島原発から40キロ以内の圏内にある県の北東部４分の１に相当する地域については、引き続き渡航しないよう、強く勧告する。これは、１平方メートル当たり60万ベクレル以上にものぼる放射性セシウム等の深刻な放射性降下物による汚染が見られることによる。これらは年10ミリシーベルトを超える外部被ばくの原因となる。火急の所用でこの地域に渡航する場合には、厳密に必要最小限の滞在時間に限ることとし、下記の勧告を厳守するとともに、渡航者を大人に限ることとする（子どもの渡航を認めない）。」

また、食品については、「食品への放射能汚染は低下してきているが、福島第一原発における事故によって発生した放射性降下物の被害を強く受けた県においては、引き続き厳重な注意が必要である。ＩＲＳＮは下記を勧告する」として、以下のように発表しています。

◎生産地や放射線濃度がわからない生鮮食品（特に葉野菜、キノコ類、魚類）については長期間の摂取を控える。福島原発事故の後で生産された茶葉についても同様。

◎同様に、福島、栃木、茨城、宮城、群馬、埼玉、東京、神奈川、千葉の各県で採れたタケノコやクサソテツを摂取しないこと。

◎福島、宮城の両県で生産された生乳や、生産地・放射線濃度がわからない生乳を長期間子どもに与えないこと。（傍線　著者）

乳業メーカーによっては、いくつかの産地の乳を混ぜて商品をつくっているところもあります。産地不明で放射線濃度がわからないものが流通しているから、摂取を控えよとＩＲＳＮは勧告しているのです。日本政府は、これを風評被害と抗議するのでしょうか。当然の勧告だと思います。

（＊13）　文部科学省は4月19日、福島県内の学校の放射線量の目安として年間の積算被ばく量を20ミリシーベルトと通知。アメリカでは、原子力関連施設で働くひとの1年間の許容量の平均的な上限が年間20ミリシーベルトとされている。このとんでもない数値の撤回を求めて市民活動が行われている。

●食べものによる汚染が深刻

先ほど、被ばくには、外部被ばくと内部被ばくの両方があることを述べましたが、現状では、もっぱら内部被ばくが問題になるでしょう。

チェルノブイリの事例では、セシウム１３７の内部被ばくの94％が食品からでした。飲みものからが５％、呼吸による空気からが１％でした。（ニューヨーク科学アカデミー掲載論文「チェルノブイリ地区の放射性物質からの開放」ネステレンコ他）

今回の福島原発事故では、まだ放射能が出続けている状態のため、この割合が同じとは言えませんが、口から入った食べものによる汚染が多いということです。

●「ベクレル」と「シーベルト」

ニュースなどで、「ベクレル」と「シーベルト」ということばをよく耳にすると思いますが、食品の汚染値は、「ベクレル」という放射能の強さを表す単位で表示され、国が暫定基準値を決めています。1ベクレル（Bq）は、1秒間に1回放射線を出す能力ということで、放射線を出す側の値です。

一方「シーベルト（Sv）」（＊14）は、放射線を浴びた人体への影響を表す値です。

「何ベクレルの食品を、どれだけ食べると何ミリシーベルトの被ばくを受けるか」という計算式があります。インターネットをされるなら、「ベクレルとシーベルトの換算」と検索しますと、調べることができます。

ここで、計算式を紹介してもよいのですが、現状、自分が食べる食べものが何ベクレルか表示もなく、わからない状態では、あまり意味がないと思っています。政府が出荷制限の指標に使うだけで、わたしたちが対応できるわけではないですから。

（＊14）　1000マイクロシーベルト＝1ミリシーベルト。1000ミリシーベルト＝1シーベルト。日本に住むわたしたちは、自然界から年間1480マイクロシーベルトの放射線を浴びているという。それ以外に、年間の被ばく限度量は1ミリシーベルトと定められているが、これは1万人に1人がガンになる確率、という数値。

●排泄によって減らすことのできる「生物学的半減期」

放射線を出す能力が半分に減る期間のことを「半減期」と言います。

ヨウ素131は、8日が半減期です。これは「物理的半減期」のことで、その物質が時間の経過とともに放射線を出しながら減って、違う物質に変わっていく期間を言います。ヨウ素131の場合、1000分の1に減るまでには80日かかります。セシウム137の物理的半減期は30年で、1000分の1に減るまでには300年かかります。

一方、生物の体内に入った場合、尿や汗、糞便で排泄していく機能があります。体内の放射性物質が、物理的変化と生物学的排泄の両方で半分になる期間を「生物学的半減期（または有効半減期）」と言います。

ヨウ素など、半減期の短いものは、あまり違いはありません。生物学的半減期は7・5日です。セシウム137の場合、生物学的半減期は約100日です。チェルノブイリ事故後の試験でのセシウムの半減期は、「1歳児の約8日から成人の約110日の範囲であった」（IAEA1991）と報告されています。

このことからも、子どもは、大人よりも排泄する生物学的能力が高く、大人よりも早く排泄することがわかります。

排出速度は、ちいさい子が速く、年齢が高くなるにつれて低下しますが、カリウムを摂取していると、セシウムの半減期は半分になります。食品からのカリウム摂取が大切なのです（「食品安全委員会放射性物質の食品健康影響評価に関するワーキンググループ会議資料3　セシウム取りまとめ（案）より）。これについては、あとで述べます。

●飲食物の放射能暫定基準値

表4（次ページ）を見てください。いま、食品を出荷してよいか、出荷停止にするかという検査の指標となるのが、厚生労働省が通達したこの表の基準値です。

チェルノブイリ事故があったときに、日本が輸入一般食品の基準として決めた値は、セシウムで370ベクレルでした。当時、汚染の高い欧州並みの基準を日本が設定したのは、輸入食品の依存が多いためだったと思われます。同じアジアの国々は総じて低く、シンガポールは「どんなレベルの放射能もゆるさない」という基準でした。

けれど、3月17日に発表されたこの暫定基準値（4月5日に一部改訂）によると、セシウムは一般食品で500ベクレルになり、これまでの350ベクレルをかなり上回って設定されています。

なお、ドイツ放射線防護協会は、福島の事故を受けて、左記のように提言しています。

「評価の根拠に不確実性があるため、乳児、子ども、青少年に対しては、1kgあたり4Bq《ベクレル》以上の基準核種セシウム137を含む飲食物を与えないよう推奨されるべきである。成人は、1kgあたり8Bq以上の基準核種セシウム137を含む飲食物を摂取しないことが推奨される。」

飲料水について、セシウムは200となっています。WHOの基準はヨウ素もセシウムも10なので、その20倍に当たります。乳児の場合に設定されたヨウ素の値は100なので、10倍に当たります。

この基準は、科学的な根拠による安全を保証するものではなく、非常事態に対応するために設定された「がまん値」なのです。この暫定基準値を眺めると、わたしたちは放射能汚染の非常事態の只中におかれていることを思わされます。

表4／飲食物摂取制限に関する指標

核　　種	食品衛生法（昭和22年法律第233号）の規定に基づく食品中の放射性物質に関する暫定規制値（Bq/Kg）	
放射性ヨウ素（混合核種の代表核種：^{131}I）	飲料水	300
	牛乳・乳製品　**注**	
	野菜類（根菜・芋類を除く）	2,000
	魚介類	
放射性セシウム	飲料水	200
	牛乳・乳製品	
	野菜類	500
	穀物	
	肉・卵・魚・その他	
ウラン	乳幼児用食品	20
	飲料水	
	牛乳・乳製品	
	野菜類	100
	穀物	
	肉・卵・魚・その他	
プルトニウム及び超ウラン元素のアルファ核種（^{238}Pu、^{239}Pu、^{240}Pu、^{242}Pu、^{241}Am、^{242}Cm、^{243}Cm、^{244}Cm 放射能濃度の合計）	乳幼児用食品	1
	飲料水	
	牛乳・乳製品	
	野菜類	10
	穀物	
	肉・卵・魚・その他	

注）100Bq／kgを超えるものは、乳児用調整粉乳及び直接飲用に供する乳に使用しないよう指導すること。
（厚生労働省通達の「放射能汚染された食品の取り扱いについて」別添の指標より）

●あかちゃんの粉ミルクには「軟水」を

3月18日に採取した水道水を19日に分析した結果、放射性ヨウ素が、栃木県（77ベクレル）、群馬県（2・5ベクレル）、東京都（1・5ベクレル）、千葉県（0・79ベクレル）、埼玉県（0・62ベクレル）、新潟県（0・27ベクレル）と検出されました。セシウムも、栃木県で1・6ベクレル、群馬県で0・22ベクレルが検出されました。

3月22日に東京都の金町浄水場の水道水に、1kgあたり210ベクレルの放射性ヨウ素が検出されるに至り、ペットボトル水の売り切れ騒ぎになったのは、記憶に新しいところです。

乳幼児をもつ親ごさんたちにとって、粉ミルクを溶く安全な水の入手はもっとも切実なことでした。

また、ペットボトルの水ならなんでもよいわけではありません。あかちゃんの粉ミルクを溶くのには、「硬水」のミネラルウォーターは使わないで、必ず「軟水」を選んでください。硬水は、ミネラルのカルシウムやマグネシウムが多く、硬水で溶いたミルクを飲ませると、過剰

表5／飲料水の放射性ヨウ素の基準値と暫定基準値

〈Bq／L〉

国別	基準値（ベクレル）
WHO（世界保健機関）	10
アメリカ	0.111
日本 2011年3月16日以前	10
日本 2011年3月17日以降	300（乳幼児100）（暫定基準値）

に取ったミネラルを排出するためにあかちゃんの腎臓に大きな負担になるからです。硬水か軟水かは、ペットボトルに表示がされています。

●飲料水の「ヨウ素」は、活性炭で除去

ヨウ素は、浄水場でなかなか除去されにくいため（＊15）、水道水から検出されるのだと思います。そこで水道局はヨウ素を除去するために、浄水場に活性炭を大量に投入しました。活性炭がヨウ素を吸着するということは知られています。

厚生労働省が3月19日に通達した「福島第一・第二原子力発電所の事故に伴う水道の対応について」によると、活性炭によるヨウ素の除去実験で、原水1リットルあたりに5ミリグラム、30ミリグラム、２００ミリグラムを入れたところ、除去率はそれぞれ74％、１００％、１００％除去できたとあります（表6）。活性炭は除去効果があるということです。

わが家では、粒状活性炭を布袋に詰めて容器にいれ、水を注いで置き、その水を使うようにしました。浄水用粒状活性炭はインターネットでも（＊16）手に入ります。

なお、事故当初、大量に放出された放射性ヨウ素は、半減期が短いため、いまではほとんど減衰しているでしょう。ただし、事故原発のダダ漏れが止まるまでは気が抜けません。爆発の可能性もまだあるようです。

また、セシウムは土壌吸着が強く、水系汚染はヨウ素に比べずっと少ないですが、雨の降っ

たあとにたまに検出されたりします（最近では、6月3日の検査で、群馬県前橋市、蛇口で0・12ベクレル検出）。

浄水場では、セシウム吸着のためにゼオライト（＊17）を投入しています。チェルノブイリでの対策で、セシウム、ストロンチウムにはゼオライトを使用。福島第一原発の汚染水処理にも、ゼオライトが使用されています。また、セシウムの結合剤として、カオリンやベントナイト（無機粘土）の散布もあるようです。

しかし、吸着させたこれらのものが今度は放射性汚染物質となるわけですので、今後の処理が課題です。浄水場のみならず、下水処理場の汚泥に沈着、凝縮された放射性物質の高濃度汚染が報道されています。燃やすこともできず、どんどんとたまり続けています。

この先どうなるのか。汚泥は、セメント材料や肥料として全国にばらまかれようとしており、とんでもないことです。福島原発事故の高濃度汚染地域を立ち入り禁止の管理区域にして、そこにこうした放射線汚染物質を搬入し、永久貯蔵するしかないと思います。

表6／ヨウ素131の、活性炭による除去実験

・原水へ添加の場合

活性炭注入率	5mg/ℓ	30mg/ℓ	200mg/ℓ
除去率	74%	100%	100%

・ろ過水に添加した場合

活性炭注入率	5mg/ℓ	30mg/ℓ	200mg/ℓ
除去率	22%	39%	47%

厚生労働省通達の「福島第一・第二原子力発電所の事故に伴う水道の対応について」より

（＊15） 50％以上のヨウ素が浄化系を潜り抜けて水道水へ移行するなど、ヨウ素は浄水場で除去されにくいとされている。セシウム、ストロンチウムなど金属イオンの形で水中に存在する放射能はいっそう除去しにくいはずだが、チェルノブイリの経験では、セシウムは地表下数センチの地層吸着が強く、意外に水系汚染は少なかった。（『食卓にあがった放射能』（七つ森書館／刊）より）
（＊16） たとえば、株式会社ユー・イー・エス http://www.cocowork.com/news/urgent_info1.pdf など。
（＊17） 家庭用の脱臭剤や洗剤で使われている、特定の物質を吸着する天然または人工の鉱物。ケイ酸アルミが主体の多孔質鉱石。

●水道水の不検出報道について

自治体が発表する水道水検査で「不検出」とあれば安心してしまいますが、実は0ではなく、計測器の精度による「検出限界」という意味で20ベクレルとか10ベクレルくらいはあるということがわかりました。一定の範囲の数値しか検出できないということなのです。

「不検出なら、0だと思うでしょ。検出限界の数値をちゃんと発表して」という批判が多くあがり、現在は、たとえば「不検出（検出限界値10）」というように、検出限界値を記載する自治体が多くなりました。最初からこうすべきでした。

なお、計測では検出に時間をかけると低い数値まで検出できますが、時間を短縮すると検出限界値が大きくなるそうです。

第3章　放射線を除去する、食品の調理・加工の仕方

チェルノブイリ事故や、核実験などで放射性物質が降ってきたときの実態をもとに、原子力環境整備促進・資金管理センターが1994年にまとめた、「食品の調理・加工による放射線核種の除去率」という論文があります。インターネットで見ることができ、非常に参考になりますので、みなさん検索してみてください（http://www.rwmc.or.jp/library/other/file/kankyo4_1.pdf）。その内容を紹介させていただきます。

●「米」――精米して水で砥げば、ほとんど落ちる

お米と麦については、ストロンチウムやセシウムは、穀物の外皮・籾に多いです。玄米などの胚にもそれが残るということですが、精米をするとストロンチウムは60〜90％減少し、セシウムは精米で65％減少します。ストロンチウムもセシウムも水溶性のため、水でお米を研ぐとさらに50％減ります。

イネに吸収された放射性物質は、実のほうには全体の約10％しか移行しません。さらに、それを精米して水で研げばほとんど取れてしまいます。ただし、あとで述べますが、からだに入

れるのを防ぐという考え方で言えばこれでよいのですが、からだに入ったものを排泄する、あるいはからだの中をミネラルで充分に満たしておくという意味で言えば、**汚染のない有機の玄米を食べることはたいへん有効なことです。**

玄米から摂取できるカルシウムやリン、マグネシウム、カリウムは、精米によって50〜70％失われてしまいます。

汚染の可能性のある米の場合は白米にして食べればよいですが、そうでない米は、玄米で食べることが有用です。

●「小麦」――製粉すると、80％は除去

小麦も、製粉すると放射性物質が80％くらい除去されます。セシウムやストロンチウムなどの放射性物質を根から吸収させて栽培した場合でも、製粉によって、20〜50％くらいは除去されたそうです。また、さらにパンやうどんに加工することでセシウムが70〜80％ほど除去されたとあります。

●「野菜」――湯がいて水にさらせば50〜80％除去できる

野菜の場合、「表面汚染」と「体内汚染」があります。

放射性物質が降ってくるとまず葉っぱや表面に付着します。これが、表面汚染です。

葉っぱの上に乗った放射性物質を、葉から吸収するのを葉面吸収と言います。それから、地面に落ちて土の中に入った放射性物質を根っこから吸収することもあります。これらが体内汚染です。

植物は、カリウムを必要とするので肥料で与えたりしますね。セシウムは、カリウムに似ていると先ほど述べました。それで、植物はカリウムと間違えて、セシウムを吸収するのです。セシウムは水溶性なので、野菜を水洗いするだけでかなり落ちます。湯がく効果は大きく、除去率は高くなります。湯がいたあと、水道水にさらしておひたしにして食べるのがもっとも効果的です。

水道水の放射線量は、6月末現在はほとんど問題のないレベルに下がっているので、野菜などを洗う場合は、水道水で問題ありません。

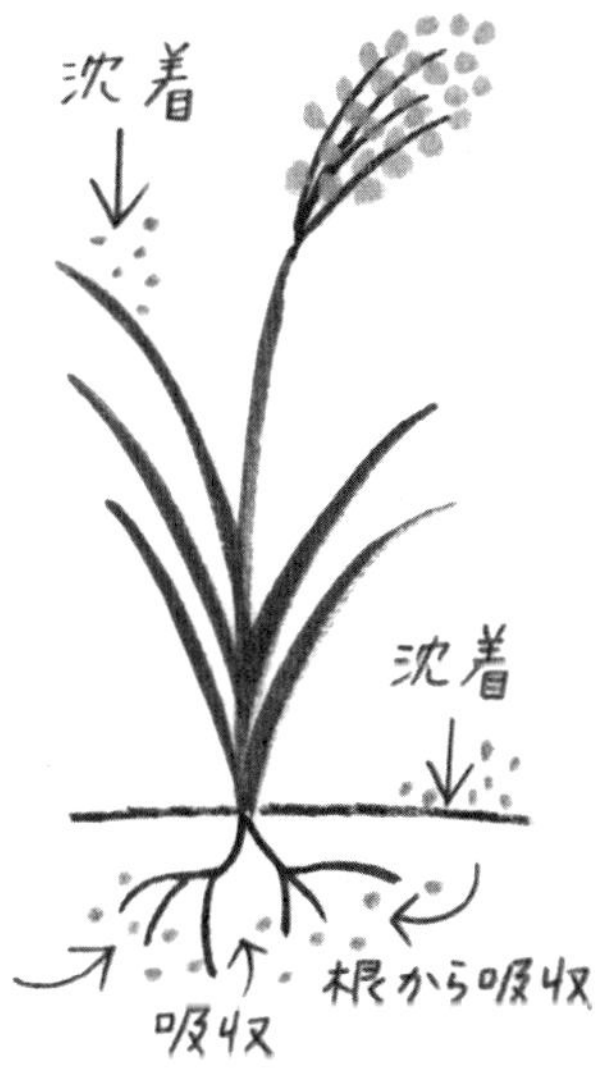

参考：『食卓にあがった放射能』（七つ森書館／刊）

◎キュウリやナス、ほうれん草、春菊など

キュウリやナスも、水洗いするだけでストロンチウムの50〜60%が除去されます。よく水洗いするということです。キュウリは酢洗い、酢漬けで放射性物質の94%除去だそうです。

ほうれん草や春菊などは、これまでに汚染基準値以上の数値が何度も検出され、出荷停止になっています。葉っぱが広がっているので、放射性物質が付着しやすい、あるいはカリウムを多く必要とする種の特性のため、セシウムを吸収しやすいのかもしれません。

ほうれん草や春菊、小松菜など、よく洗い、湯がいて水にさらし、あく抜きをするとセシウムやヨウ素などが60～80％は除去されます。

豆も、セシウムやストロンチウムを吸収しやすい作物です。放射性物質を入れた土壌で、根から吸収させたグリーンピースを使って酢洗いと煮沸処理をした場合、ストロンチウムが70％、セシウムが50％除去されています。エダマメは5％の食塩水で煮沸するとストロンチウムの75％が除去されたとあります。

ブロッコリーのセシウムは水洗いで約90％除去、ゆでた場合も90％除去されたと出ています。

◎酢漬け、塩漬けなどして水分を抜かすこと

酢漬けのピクルスでは、たとえばキュウリでは放射性物質の90％が除去されたということです。酢漬けのキャベツも、ストロンチウムの30～60％が除去されました。

セシウムやストロンチウムは水溶性です。まず表面をよく洗うこと。そして煮もの、煮つけ、酢漬け、塩漬けをすると水分が抜けていきます。水溶性の放射性物質が水分とともに出ていくのです。なお、煮汁には放射性物質が出ているので食べないようにしてください。

◎じゃがいも、にんじん、キノコなど

セシウムについて、じゃがいもは、皮をむくと40%近くが除去でき、にんじんも皮をむくと55%が除去できたとあります。キノコは、乾燥したものを水戻しすれば、セシウムの80〜90%が除去できます。

●「肉」——煮込み料理でセシウムが半分除去

肉については、酢1、水2の酢水に2日間漬けると、放射性物質が90%は除去できるとあります。でも、2日間も酢水につけていたらお肉がおいしくなくなってしまうのではないかと思いますが……。また、あらかじめ肉を凍結しておき、解凍して4〜5時間食塩水処理（10%食塩水）するだけで、90〜95%のセシウムを除去できるとあります。

牛肉の調理・加工では、煮ることでセシウムが約50%除去（ただし煮汁は食べない）。オーブンで焼くのは、半焼けで13%、よく火を通して28%除去と、焼くのは除去率が低くなります。

ここまでの紹介は、条件によって異なると思いますので、おおよその傾向として参考にして

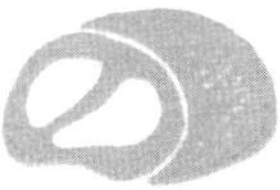
肉／酢1:水2の酢水に2日間漬けると、90%除去。

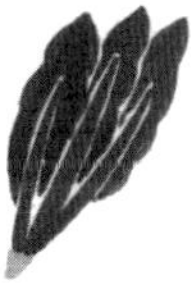
野菜／セシウムは水溶性なので、水洗いをすると、かなり落ちる。葉ものなどは、湯がいて水にさらすと、セシウムとヨウ素を60〜80%除去。

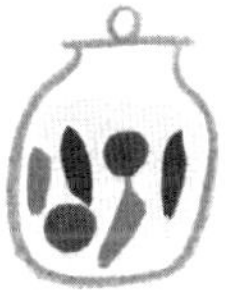
酢漬け・塩漬け／キュウリを酢漬けにしたところ、90%除去されたというデータが。よく水洗いしてから、漬けると水分と一緒に抜けていくため、除去率が高くなる。

ください。要するに、よく洗い、そして、食品から水分が出る調理法が、放射能を除去するということのようです。

「揚げる」、「炒める」、「蒸す」といった調理法は、放射能を閉じ込めてしまうのでしょう。いうなれば、日本の伝統的和食がよく、おひたしとか、漬けものや煮ものなどは、放射能を減らす方法なのだと改めて思わされます。

●「魚介類」——水洗いや煮つけでかなり除去できる

魚は、放射性物質は概して内臓に集まるので、内臓を除くと大幅に減少します。調理における水洗いや、煮ることで減少します。

体内汚染したキハダマグロの魚肉を水に漬けることで、50%の放射能が除去されたという研究（厚生労働省の研究発表で紹介）があります。セシウムは湯がいて約50%除去でき、フライでは4・9%、焼きは8・4%と除去率は低くなります。水に浸したあとに塩漬けにすると94%、酢漬けにすると48%除去できるということです。

事故後、コウナゴやシラスなどから放射性物質が検出されています。福島県いわき市の四倉沖で4月13日に捕られたコウナゴからは、1kgあたり1万2500ベクレルの放射性セシウムが検出されました。これは暫定基準値（500ベクレル）の25倍に相当します。5月9日には、同市久之浜沖のシラスも基準値を超えました。放射性物質は内臓やはらわたに集まります。小魚のため、はらわたごと検査したためでしょう。

放射性ストロンチウムは、骨に蓄積する核種です。「放射性ストロンチウムの生物濃縮係数」という表7を参照してください。表中の「褐藻」は昆布、わかめ、ひじき、もずくなどです。

水に溶けたストロンチウムを1とすると、魚1匹まるごとには3倍に濃縮されます。しかし、身には0・4で骨のほうに25倍に濃縮されています。

イカ、タコは骨がないので0・3と少ないです。二枚貝の身も0・4ですが、ストロンチウムはカルシウムに似ているので殻のほうに集まります。

エビ、カニは、かなり殻にカルシウムがあるので高くなります。魚肉においても、水洗いや煮つけという調理によって放射性物質が出ていく効果があります。エビも塩水で洗うと、ストロンチウムは約70%というかなりの割合が除去されると言われています。

「塩や酢を使う」、「洗う」、「煮る」ということでかなり除去されます。


表7／放射性ストロンチウムの生物濃縮係数

魚まるごと	3.0
魚の身	0.4
魚の骨	25
イカ・タコ	0.3
二枚貝の身	0.4
貝殻	130
エビ・カニ	55
棘皮類（ウニ、ナマコなど）	21
褐藻	17

出典：渡部輝久「海洋生物への放射性物質の移行」（環境パラメータ・シリーズ6）、（財）原子力環境整備促進・資金管理センター

●大型の魚汚染のピークは1年後か!?

日本政府は、4月の時点で「福島原発の事故で放出した放射性物質は、チェルノブイリ事故の1割程度」と発表しています（＊18）。その数値の真偽は定かではありませんが、福島の場合は海岸沿いに立地し、これまでの風向きがおおかた海に向かったことに救われた面があります。風が陸地に向かったところでは、ホットスポット（高濃度汚染地域）ができてしまいました。これがもし、全量が陸地に降下したなら、とてつもない汚染になっていたはずですから、不幸中の幸いだったのかもしれません。その代わり、海の汚染が深刻な状態になりました。

魚介類と海草類は、海水から元素を選択して取り込む傾向が強く、また魚食性の高い魚や大型魚は、食物連鎖（たとえばプランクトン→小魚→大魚）という生物濃縮（＊19）の影響で生体内に蓄積します。魚は、海水と餌の両経路から放射性物質を体内に取り込むのです。チェルノブイリの場合、事故収束1年後に、大型魚の放射性物質濃縮のピークがあり、それがしばらく続いた、とも言われています。（「スウェーデンにおける淡水魚類の汚染」月刊『技術と人間』1987年4月号）。

また、淡水の魚の場合、海水より栄養的に貧しい環境のため、たくさん元素を取り込む傾向があることや、閉鎖系の環境に生息することもあり、放射性物質の取り込み量が多く、汚染が高いと言われています。スウェーデンでは、チェルノブイリ事故後130日（4ヶ月以上）経ったころに、淡水のスズキのセシウム汚染レベルが、1万8000ベクレル／kgという高濃度で見つかっています。

今回、福島県でアユやワカサギから、暫定基準値を超える放射性物質が確認されています。魚は、はらわたを取り、塩水で外も腹の中もよく洗ってから、煮るということをすれば、放射性物質はかなり落ちるとされています。

（＊18）　4月12日に経済産業省が発表した「東北地方太平洋沖地震による福島第一原子力発電所の事故・トラブルに対するＩＮＥＳの適用について」において。

（＊19）　化学物質が、生態系での食物連鎖を経て、生物体内に濃縮されていく現象を言う。

●畜産物は餌の汚染も問題に

ところで、3月31日に福島県天栄村産の牛肉から、暫定基準値を超える1kg当たり510ベクレルが検出されたと報道されました。

牧草の汚染が原因という指摘もありましたが、3月のこの時期、福島では牧草はまだ生えていないし、与えていません。牛はたくさん水を飲むので、水が相当汚染されていたのではないかと思いました。ただ、牛は尿で大量に排泄するので、取り込んでも本来、肉への蓄積はそれほど大きくはありません。

その後、同じ牛の肉を再検査したら、今度は放射性物質は検出されなかったと発表されました。先の肉は3月15日に処理された肉だったそうで、その日は原発事故による放射性物質放出の最大のピークの日でした。食肉処理場で浮遊していたものが表面についた可能性などが指摘されています。この日の地元の空気汚染はすさまじかったのだと改めて戦慄させられました。また、7月に入って、福島県産の肉牛のセシウム汚染がわかり、汚染のある600頭以上が出荷され、全国に流通したと報道されました。原因は餌として与えた稲わらでした。稲わらは屋外に保管されていたため、高濃度汚染していたのです。69万ベクレル／kgのわらも出ています。福島県の牛は出荷停止となり、県は全頭検査をするとしています。早くに全頭検査体制を敷いていれば、こうはならなかったでしょう。原発から降下した放射性物質の汚染の実態を地元のひとたちにきちんと知らせず、隠そうとしてきたから、農家は稲わらを警戒するはずもなかったのではないでしょうか。

先の放射性物質の付着による汚染事例があったからか、牛の体表の測定だけして出荷していたとのこと。以下のように早くに牛乳の汚染が発覚していたのですから、それを受けて畜産現場の調査がきちんとされていれば、対応が取れたのではと残念に思います。

福島県では、3月19日に生産した加工前の牛乳から、最大で規制値の約17倍に当たる5200ベクレルの放射性ヨウ素が検出されたほか、飯舘村では規制値の200ベクレルを超える420ベクレルの放射性セシウムも検出されていました。なお、チェルノブイリのケースでも、高濃度汚染が続く苔を餌にするヘラジカやトナカイ肉の汚染はいまだ深刻ですが、高汚染の餌を食べるケース以外では肉への汚染はあまり高くはならないようです。

海外の文献では、畜産物の懸念はもっぱら牛乳に向いています。

●「牛乳・乳製品」――

ホエーに大部分が移行する

日本では、牛乳は必ずしも必須食材ではありませんが、欧米では、日本における大豆食品のように欠くことのできない食材です。

そのため、牛乳についてはいろいろ調べられています。牛乳は、イオン交換樹脂処理をすると主要な放射性物質の8割は除去できるなど、いろいろなノウハウがあるようです。

セシウムは水溶性のため油にはいかないので、クリームは95％の除去率、バターにも、ほとんど移行しません。バターは大丈夫です（＊20）。チーズにもごくわずかしか移行しません。

では、どこにいくかと言うと、ホエーです。乳清・ホエータンパクと言います。ホエーの部分に、90数％が移行してしまいます。

図4／身近に使われているホエー食品

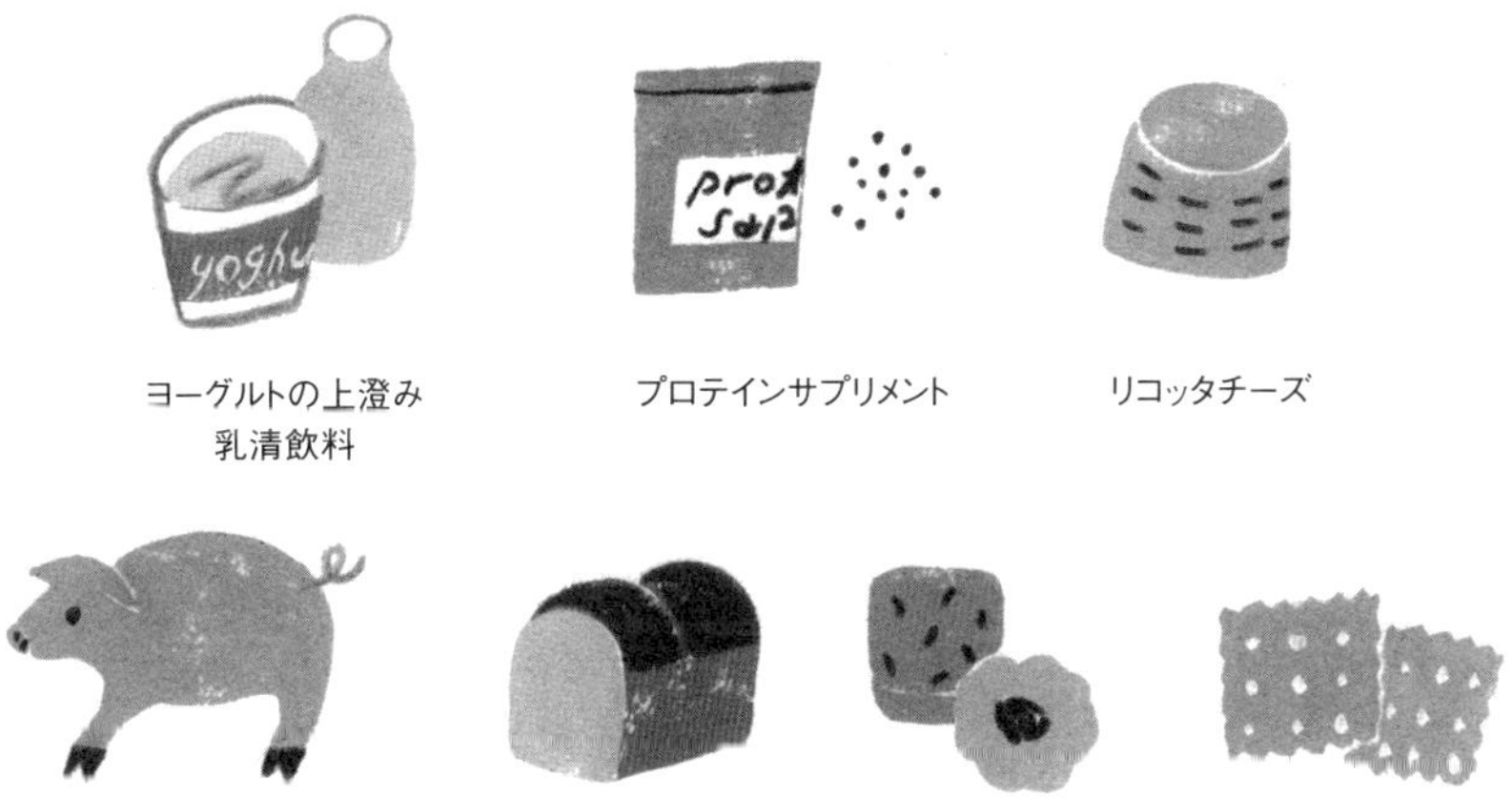

ヨーグルトの上澄み
乳清飲料

プロテインサプリメント

リコッタチーズ

ホエー豚

パン

クッキー

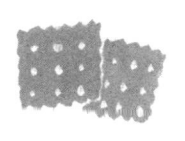

クラッカー

ヨーグルトなどの上澄みの部分がホエーです。食べるなら、ガーゼにくるみ、ひと晩おいて、完全にホエーの部分を流してから食べたほうがいいかもしれません。ホエーは、乳清飲料や、パン、お菓子などにも使用されています。ちいさなお子さんには、一時的にホエー食品を制限するのも被ばく低減に役立つと思います。

（＊20）牛乳の中のストロンチウム、セシウム、ヨウ素の80％は、脱脂乳に移行。バターへの移行はわずか1〜4％。脱脂乳を乳酸処理してできたチーズ（フレッシュチーズ）は、2〜6％が移行。放射性核種の大部分はホエー（乳清）に残る。（「食品の調理・加工による放射線核種の除去率」より）

●畜産分野で威力を発揮した顔料「プルシアンブルー」

「プルシアンブルー」という、青の顔料があるのですが、たいへん吸着力があって、この鉱物を粉砕したものを餌に混ぜて牛に与えると放射性物質を排出します。チェルノブイリ事故のあと畜産分野では、プルシアンブルーを採用したところでは、牛肉や牛乳からほとんど放射性物質は検出しなくなりました。そういった知見があるのですから、日本でも積極的に採用したらよいと思います。東電が費用負担して畜産農家の使用を支援すべきでしょう。

プルシアンブルーは、牛乳と人間の母乳のセシウム１３７の排出の治療薬です。

ストロンチウム90の排出には、「アルギン酸ナトリウム」という治療薬があります。昆布などに入っている、増粘多糖類というネバネバしたものを使っています。

第4章　3・11後の食生活
〜放射能の取り込みを防ぐために大切なこと〜

体内に入った放射性物質が、からだから排出される「生物学的半減期」があることを第2章で述べました。幸いなことに、子どもは排出能力が高く、大人の半分くらいの期間で排出されます。

さらに、セシウムの排出速度は、カリウムを充分に摂取するともっと早まるということがラットの実験でわかっています。セシウムを注射したネズミに、カリウムを添加した餌を与えると、排出がたいへん速く進みました。

このことからも、わたしたちがカリウムの多い食品を取るということは、放射線の取り込みを防ぐのにとても有効です（ただし、カリウム摂取を制限されている方は医師の指導に従ってください）。

〈1〉… バナナ以上にカリウムが多い「あずき」を見直す

カリウムの多い食品には、バナナが知られていますが、バナナよりもカリウムが多く、身近な食品が「あずき」です（＊21）。ふつうカリウムは熱に弱いのですが、あずきのカリウムは熱しても減りません。あずきは浸しておく必要もありません。

わたしの母は、毎月1日と15日にはあずきご飯を炊いていましたが、昔の日本人は、からだに必要なカリウムを、あずきをご飯に混ぜて炊くということで摂取していたのですね。

水を入れてあずきを火にかけ、9割がた柔らかくなったら、その段階でこれから炊くごはんに汁ごと入れて炊飯器のスイッチを押せばいいのです。炊いたご飯はお赤飯みたいになり、ごはんもふっくらとし、カリウムがしっかり取れます。

もちろん、バナナもあるし、海藻もあるし、いろいろなものにカリウムはたくさん含まれています。いろいろなものを食べるなかで、あずきも覚えておくと、自然に必要なカリウムを取れると思います。

（＊21）乾燥あずきで100g中、約1500㎎。カリウム

図5／カリウムを多く含む食品

可食部 100g当たりのカリウムの含有量（単位㎎）

あずき（乾燥）	1500	納豆（糸引き）	660	大豆（ゆで）	570
あずき（ゆで）	460	きゅうりのぬか漬	610	里芋（水煮）	560
アボカド（生）	720	やまといも（生）	590	焼き芋	540
にんにく（生）	530	モロヘイヤ（生）	530	あじ（焼）	490
ほうれん草（生）	690	ぎんなん（ゆで）	580	パセリ（生）	1000
にら（生）	510	バナナ（生）	360	しそ（生）	500
するめ	1100	干しぶどう	740	たい（焼）	500
こんぶ（乾）	5300	わかめ（素干し）	5200	ひじき（乾）	4400
切干だいこん（乾）	3200	たくあん漬	500	豚ひれ肉	400

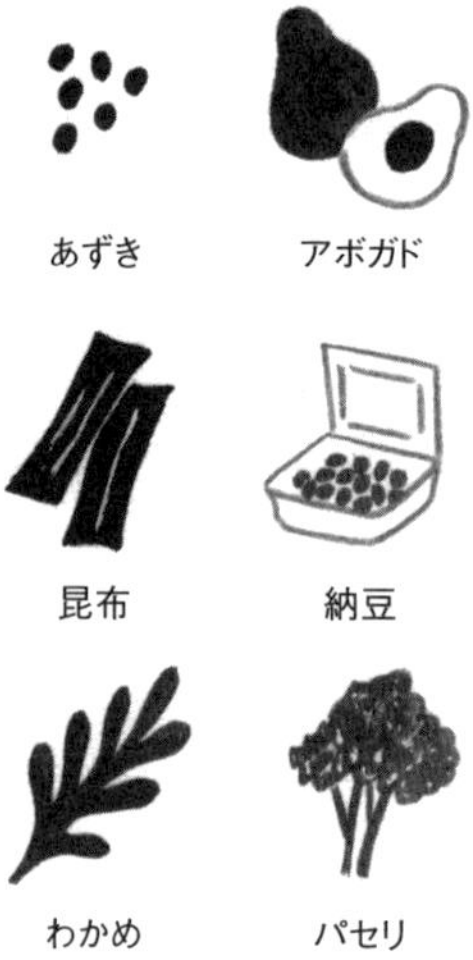

参考：「日本食品標準成分表2010」より

は加熱に弱いが、あずきは茹でても460㎎のカリウムを摂取することができる。バナナは、100g中のカリウムは350～360㎎程度。成人の1日に必要なカリウムの量は、約2000㎎。

〈2〉：放射能を「吸収しにくい」野菜とくだもの

インターネット上に「ベラルーシの部屋」（＊22）というブログがあります。そこでは、放射能を葉や根から吸収しにくい野菜から、順に吸収しやすい野菜までを色分けにして示しています（現在、この図は掲載されていません）。

もっとも吸収しにくい野菜は、「キャベツ」だそうです。ただ外葉に集まるので、外葉は捨てたほうがよいでしょう。続いて「キュウリ」、「トマト」。トマトは、放射性物質を吸収しても、なぜか実にはいかない、とブログには書かれてありました。

先ほど述べた「ほうれん草」や「春菊」などは、セシウムを取り込みやすい野菜です。でも、よく洗い、湯がいて、さらして、おひたしやゴマ和えにでもして

図6／放射能を「吸収しにくい」野菜から「吸収しやすい」野菜への順（目安）

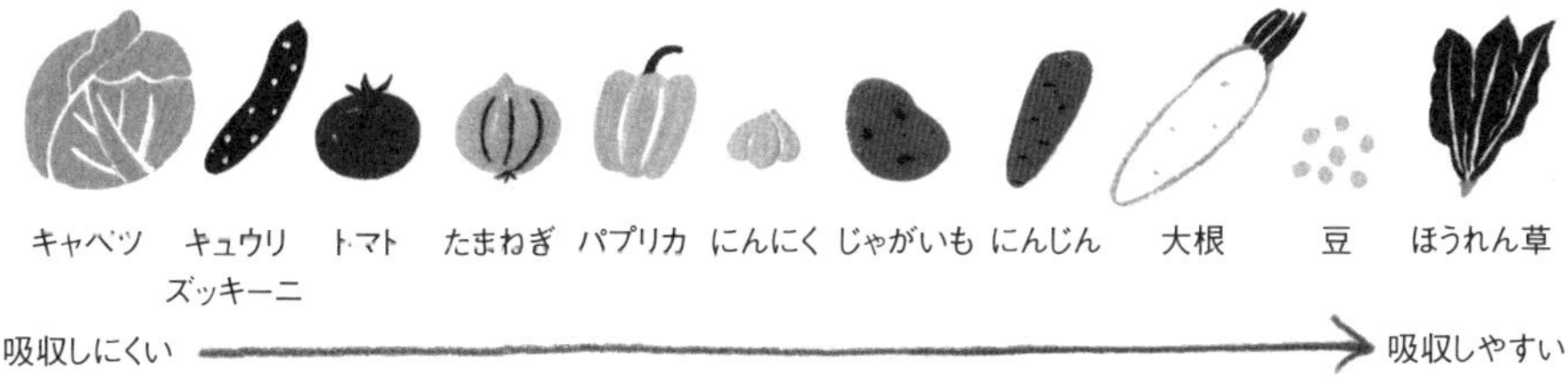
キャベツ
キュウリ
ズッキーニ
トマト
たまねぎ
パプリカ
にんにく
じゃがいも
にんじん
大根
豆
ほうれん草
吸収しにくい
吸収しやすい

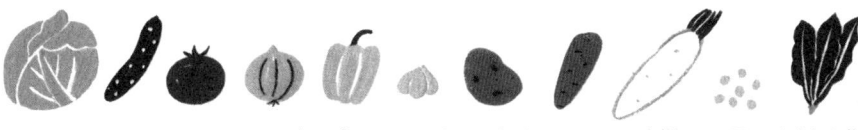

◎放射能を「吸収しにくい」果実／

リンゴ、ナシ、アンズ、イチゴ、サクランボ、ラズベリー、白スグリ

◎放射能を「吸収しやすい」果実／

赤スグリ、黒スグリ、西洋スグリ（グースベリー）、ブルーベリー、クランベリー、クロマメノキ、コケモモ

食べればかなり除去されますので、調理法で対応してください。

くだものも、酵素や繊維が排出の助けになりますし、ミネラルもあります。「ベラルーシの部屋」ブログでは、リンゴ、ナシ、アンズ、イチゴ、サクランボなどは吸収しにくい果実だと言っています。逆に吸収しやすいのは、ベリー類です。

（＊22）ベラルーシに暮らす辰巳雅子さんが、ベラルーシのベルラド放射能安全研究所の情報を翻訳して紹介しているブログ。チェルノブイリ事故以後のベラルーシの基準や、放射能関連情報が詳しく記されている。http://blog.goo.ne.jp/nbjc

〈3〉…「マゴワヤサシイ」で、高ミネラル食をしっかりと！

先ほど、放射性物質には、構造がよく似ている非放射性の物質があると話しました。充分なカルシウムやカリウム、その他のミネラルを食事から摂取していないと、これらの栄養素と構造がよく似た放射性物質をからだが取り込んでしまうのです。

ですから、**必要なミネラルを、きちんとからだの中に満たしておくこと。不足しないようにしておくことは、放射性物質の取り込みを減らすために、とても大切なこと**です。

放射線の人体への影響は心配ですが、「この野菜から放射性物質が出たから、この野菜は食べない」というふうにしていくと、あれもこれも食べられなくなってしまいます。

きちんと数値を計り、それを表示するよう声をあげて要求していく。その一方で、数値がわからない、いまの段階ではまず産地で選ぶしかありませんが、そのうえで野菜や海草、豆、くだものなど、いろいろなものに入っているカリウムやカルシウムを、しっかり体内に取り入れるようこころがけることです。

たとえば、放射性ヨウ素を排出するには、必須ミネラルの天然ヨウ素の摂取が必要なので、昆布や魚介類を含め、全般に摂取していくことが必要です。

日本古来の食事法を「マゴワヤサシイ」とのことばで言われますが、この「マメ・ゴマ・ワカメ・ヤサイ・サカナ・シイタケ・イモ」プラス玄米の食生活で、必須ミネラル全

図7／「マゴワヤサシイ+玄米」が放射性物質を減らす

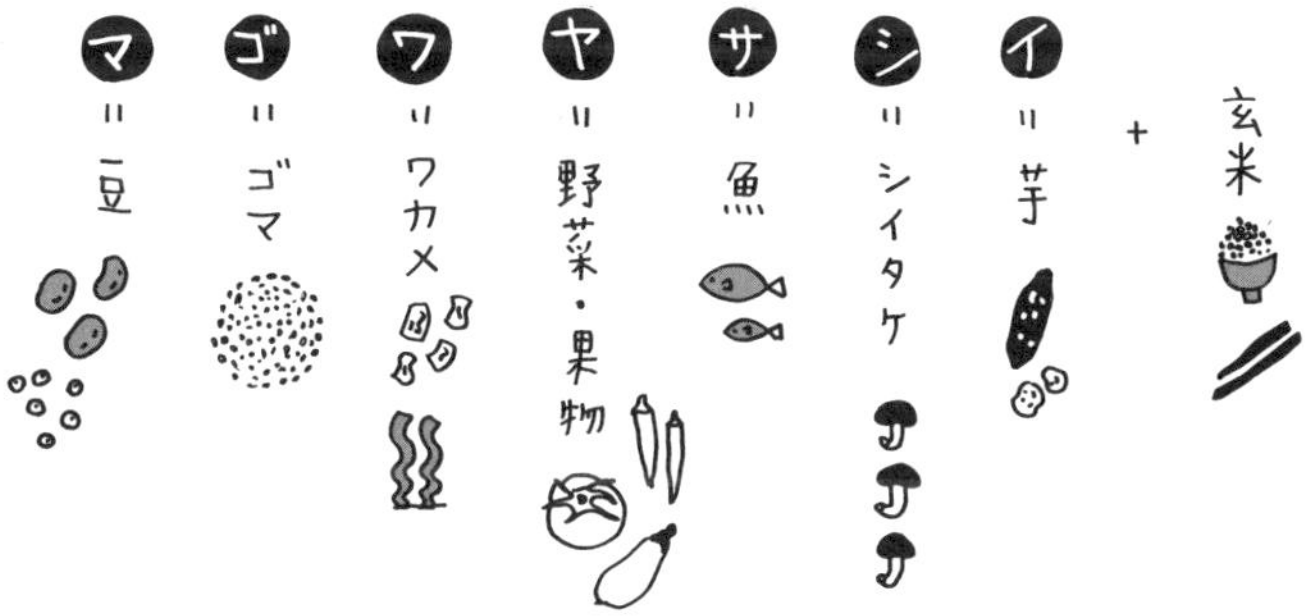

イラスト／編集部

- **マ マメ** 豆類（豆腐・味噌・納豆など）…良質なタンパク質の摂取源となるだけでなく、カルシウムやマグネシウム、ビタミンB群、食物繊維が豊富。
- **ゴ ゴマ** ごまなどの種実類…マグネシウムや亜鉛のほか、ビタミンEの摂取源としても優れている。
- **ワ ワカメ** わかめ・昆布などの海藻類…カルシウムやマグネシウム、ヨウ素などのミネラルが豊富。
- **ヤ ヤサイ** 野菜…全般にカリウムが多く、またβ―カロテンや、ビタミンCの宝庫。
- **サ サカナ** 魚…セレンや亜鉛といったミネラルや、EPA*1、DHA*2などのオメガ3系不飽和脂肪酸*3を提供してくれる。
- **シ シイタケ** キノコ類（シイタケ・エノキ・シメジ・エリンギなど）…食物繊維・カルシウムの吸収を助けるビタミンDが豊富で、ほかの食品にあまり含まれないような貴重な物質が含まれている。
- **イ イモ** イモ類（じゃがいも・さつまいも・長いもなど）カリウムやビタミンCのよい摂取源になり、腸内環境を整える食物繊維が豊富。

（*1）エイコサペンタエン酸　（*2）ドコサヘキサエン酸　（*3）動脈硬化を遅らせ、LDLコレステロールと中性脂肪を減らしてくれる、からだによい油。　参考：『細胞から元気になる食事』（山田豊文／著　新潮社／刊）

般をしっかり取ってください。高ミネラル食によって、放射性物質を取り込みにくい栄養状態を目指していただきたいと思います。

〈4〉…納豆や味噌、ぬか漬けなどの発酵食品が非常に有効

漬けものは、塩や酢などで水分を出すので、水溶性のセシウムを排出しやすいでしょう。

また、ぬか漬けや納豆、味噌などの発酵食品は、先ほどの表のように、カリウムが多いので、これらの食品を日常摂取していると、セシウムの体内取り込みを抑えます。また、微生物の働きが排泄に非常に有効です。

たとえば、納豆菌が大豆を発酵させてできる「ジピコリン酸」という物質は、放射性物質に吸着して排泄する作用があると言われています。また、いろいろな酵母や乳酸菌、枯草菌《こそうきん》などの類は天然の中にいっぱいあって、手づくりの味噌や納豆、ぬか漬けなど発酵食品にはかなり多くの微生物がいます。

それらの微生物が、消化管内でセシウムに吸着（キレート作用）して腸管吸収を阻害して排出していくのです。ですから、発酵食品や味噌汁などは毎日食べたほうがよいでしょう。

〈5〉…排出も促す「玄米」を食べ、体内被ばくの時間を減らす

玄米には、フィチン酸という非常に有効なキレート作用のあるものが含まれています。また、

玄米の繊維は、腸内の微生物のすみかとなって微生物を増やします。そして繊維が腸管に刺激を与えて、排便を促してもくれます。そのため、セシウムを早期排泄する効果が高いのです。

これらのことから、わたしは、「安全なお米を玄米で食べ、必要なミネラルを補い、排泄も促す」という意味で、雑穀も含め玄米を食べることは、体内被ばくの時間を減らすために、とても有効なことではないかと思います。

長崎で被爆した秋月辰一郎医師は、『死の同心円』（＊23）という本の中で、玄米を塩むすびして、ワカメを入れたお味噌汁を毎日食べなさいと被爆された方におっしゃったそうです。どういう根拠のもとにおっしゃったのかはわかりませんが、これを実行したひとたちは生き延びたのです。大事なヒントを持ったお話ではないかと思います。

（＊23）「爆弾をうけた人には塩がいい。玄米飯にうんと塩をつけてにぎるんだ。塩からい味噌汁をつくって毎日食べさせろ。そして、甘いものを避けろ。砂糖は絶対にいかんぞ」（秋月辰一郎／著『死の同心円―長崎被爆医師の記録』講談社刊・絶版より）
※砂糖を禁じたのは、砂糖は造血細胞に対する毒素であり、塩のナトリウムイオンは造血細胞に活力を与えるという、秋月博士自身の食養医学によるものだとか。

〈6〉…リンゴや柑橘類の「ペクチン」を積極的に取る

インターネット上の映像配信サービス「ＵＳＴＲＥＡＭ」などで、チェルノブイリ関連の映像を見ることができます。セシウムの体内被ばくを受けた子どもに、お医者さんが「ビタペクト」という薬を処方していました。なんだろうと調べたら、リンゴのペクチンにいろいろなミネラルを添加したものでした。

リンゴのペクチンは、体内に蓄積された放射性物質の排出に非常に効果があると知られているそうです。ペクチンは甘夏や、イヨカン、ハッサク、デコポン、夏ミカン、ユズなど、いろいろな柑橘類にも含まれています。これらを積極的に取ることも、排出に効果があるでしょう。

〈7〉…ミネラル補充と適切な調理法で、積極的な「食」を

子どものためには、できるだけ汚染のない産地のものを選ぶこと。大人は、ある程度汚染が避けられない地域のものでも、前述したように水洗いや、食材に応じて塩洗い、酢洗いをし、ゆでたり、煮たり、塩漬けや酢漬けで放射性物質の取り込みを減らす。こうした適切な処理をしながら、積極的に必要なものを食べてミネラル、栄養の充足を図っていく。そして排泄を促す玄米や発酵食品などを取ること。

これらを実行することで放射性物質が減らせます。ですから、「食べられない！」と思う必要はありません。いまのところ、それなりの対応はできるのではないかと思います。

●菌類や微生物が、汚染された世界を救う？

映画『風の谷のナウシカ』では、地下でナウシカがさまざまなキノコを栽培しています。そこではキノコの働きで「腐海」の浄化が起こっていました。

わたしは、この部分に惹かれるのです。放射性物質を体内から排泄するのに微生物が働いてくれるということを話しましたが、それだけでなく菌類や微生物たちが、汚染された世界を救う鍵を握っているのではないかと思うのです。

わたしたちのまだまったく知らない菌類や微生物がたくさんいます。最近の情報では、「国立環境研究所の研究グループが、水中の放射能を10分の1まで下げる細菌を発見していた」という記事が、4月6日の日刊工業新聞に出ていました。ロドコッカス・エリスロポリスという放線菌の一種で、実験の結果、セシウム137の放射能量が10分の1以下になったとのことです。

また、5月27日の富山新聞によると、放射能を吸い取る細菌が、タンザニアで見つかったそうです。ウランなどの放射性物質の濃度が高い土壌中に、その放射性物質を吸着する細菌が生息していることを金沢大学の田崎和江先生が発見しました。この微生物が、放射性物質を固定し、拡散を防ぐ「ミクロ石棺」として役立つ可能性があるということです。

人間が放射能で汚してしまった地球。微生物たちがその浄化を担ってくれ、いつか回復させてくれるのではないかと、ひと筋の希望を抱いています。

第5章 現状を乗り越え、子どもたちに、原発のない世界を残していくために

●いまもなお、放射能が降り続けているという事実

福島第一原発からの放射性物質は、いまもって出続けています。

本書で紹介したいろいろな対応策は、チェルノブイリ事故や、核実験が頻発し放射性物質が降下してきたなかで、食べものにおける汚染除去などが研究されたものを参考にしました。

ただ、過去のチェルノブイリなどの事例と大きく違う点は、「4ヶ月以上経ったいまも放射性物質が漏れ続け、収束できない」ということです。これは頭に入れておいていただきたいと思います。

福島第一原発は、1号機から4号機まで全部爆発しました。なおかつ、まだ2号機3号機は水蒸気爆発の可能性も残っている、そういう状況にあります。放射性物質の放出はかなり収まってきてはいますが、まだ油断できない状況が続いています。

●放射性物質を含んだコンクリートが全国にばらまかれる？

東京や神奈川もそうですが、下水に家庭などからの排水や雨などがどんどん流れて行って、

その汚泥を処理した結果、高濃度の放射性物質がたまっています。そして、それを焼却灰にする工場では、たいへん高濃度になっています。その工場での労働者の被ばくはどう管理されているのでしょう。こうなったところは、放射線管理区域としてきちんとしなくてはいけないのです。

それなのに、そのような放射性物質を含む汚泥を、コンクリートの材料として日本全国に汚染をばらまくようなこともされていました（＊24）。

子どもがしゃがんだり、座ったりする道端のコンクリートが、実は放射性物質を含んでいた、などということはあってはならないことです。放射性物質は、すべて原発周辺の管理区域に置くか、埋めるしかないのです。

基準値を緩めて「大丈夫。濃度が薄いから問題ない」と、目の前の汚染物質を拡散させ、見えなくなれば問題解決と考えるとしたら恐ろしいことです。きちんとした管理策を法的につくることです。これからたくさん出てくる、廃炉による大量の放射性コンクリートや、鉄骨などの管理も同様です。

（＊24） 読売新聞の5月3日の記事によれば、福島県郡山市の浄化センターの汚泥から高濃度の放射性物質が検出された問題で、汚泥がセメント材として栃木県内などに出荷されていたことがわかったという。汚泥は栃木県佐野市の栃木工場で、セメント原料として再利用されていた。

●放射性物質を含む汚泥肥料で新たな作物汚染が

6月16日、農林水産省は、公共下水道汚泥の放射性セシウム濃度が200ベクレル／kg以下の場合は、汚泥肥料の原料とする通達を出しました。これまで一部の汚泥は肥料の原料として利用されていましたが、汚泥肥料の原料として使用できるとする通達を出しました。そのため、放射性物質を含む汚泥肥料が無規制に出回る可能性があり、これに一定の基準で規制するというものです。

しかし、200ベクレルまでなら農地で薄まるという考えに懸念を覚えます。**この肥料を今後使い続ければ、半減期の長いセシウムは農地に蓄積していくでしょう。**汚染のない農地に使われて作物汚染が全国で起きるのではないでしょうか。

放射能汚染の下水道汚泥がたまり続けている難題は、福島原発周辺の高濃度汚染地域を永久管理地として、そこに保管するしかないでしょう。農地にまくことは禁止すべきです。

●それでも、わたしたちは、なんとかやっていける！

状況を見れば、いまだ事故は収束しないし、半減期の長い核種がどんどん溜まっていっていきます。

たとえば、関東にはこのまま住めるのだろうか。

水や食べものに神経をすり減らして暮らすのは、しんどい。

子どもをつれて避難したほうがよいのだろうか。

そんなことを考えたら、夜も眠れないくらい、3・11以降、わたしたちの生活は一変しました。

ですが、わたしたちはサバイバルして、子どもたちに健やかに生きられる世界を残していかなければなりません。**それは原発のない世界を実現することです。**それが、こういう状況を起こしてしまったわたしたち大人の責任ではないでしょうか。

もの言わぬ群集ではなく、一人ひとりがかけがえのないいのちを守るために声をあげ、連帯してつながり、行動していくなら、世界を変えていけると思います。

本書で紹介したのは、ごくわずかな事例です。でも、選択と適切な対策のヒントとして活用していただければ、あきらめる必要はない、なんとか乗り越えていけるのではないでしょうか。

「わたしたちは、なんとかやっていける!」と、わたしは思っています。

第6章　Q＆A　質疑応答

この質疑応答は、6月11日の講演会の会場で行われた内容を中心にまとめました。

司会（クレヨンハウス・落合恵子）　政府の動きは遅いうえ、メディアはさまざまな方向に流れ、安田さんが話してくださったような（第1章）「風評被害」といったことばがひとり歩きし、消費者と生産者に責任を押しつけるような動きが顕著です。この先「節電」、「電力不足」に絡めて、「原発はやはり必要だ」という世論を動かす流れも出てくるでしょう。

実際、現在、モンサントという世界中の種子の9割を独占販売しているアメリカの企業が、日本の農林水産省に「遺伝子組み換えの種子を輸入しろ」と圧力をかけています。なぜ、いま、このようなときに圧力がかかるのか。

また、5月31日には「コンピューター監視法案」が衆議院を通りました。いま、この時期に、なぜ、こういう法案が通るのか。現在わたしたちは、放射能などの数値をインターネットなどで調べることが多いと思いますが、こういうものに対して規制がかかるということはどういうことかも、しっかり考えていきたいと思います。この未曽有の原発事故の危機に乗じて、動いていく政治の流れなどを、目を凝らして見つめ、共に考えていきましょう。それでは、質疑応答にうつります。

Q　東京・葛飾区の母親です。家庭でできるだけのことはやろうとしているのですが、やはり給食問題がまったなしです。子どもは毎日、地産地消のものを取っていて、いままでの状況でしたら喜ばしいことですが、3ヶ月前にはなかったものがいまここにあるということを知っていただいて、早急に対策を取っていただきたいと請願書と要望書を区にも出しています。議員さんに伺いますと、「江戸川区、葛飾区の露地物には、放射能の数値が出ていますよ」ということでした。生産者でも、先ほどのお話のように、「数値を公表したうえで、買う買わないは消費者に任せる」という方と、「数値を出してほしくない」という方がいると聞いています。わたしたちが、請願書や要望書以外でやれることは何かありますでしょうか。

A（安田）　議員さんに声をかけることです。議員さんにも、それに対応しようとするひととしないひとといます。声をかけて選別し、やってくれる議員と共に行政との交渉をします。

そこにはマスコミも呼んで、こういう問題を提起しているということを公にしていきます。そして、議員さんにはそれを議会でもどんどん質問してもらいます。園や学校の給食には、「検査済みのものしか入れない」ということをきっちり要求していくことです。検査したものしか食べさせてはダメです。請願提出だけでは「受け取って、終わり」になったりするので、可視化すること。多くのひとに見える形にすること。世論になります。そして議員さんには、選挙で選んだきりではなく、働きかけをして大いに動いてもらうことです。保護者からの要望で、給食の食材の放射能測定が実施されるところも出てきました。自治体にもどんどん働きかけていきましょう。

Q　横浜市の幼稚園で食育担当をしています。食材を仕入れて、献立を考えるところまでしています。わたしたちの給食は、３・11の前から、日本古来の和食中心の食べもの、安田さんが先ほどおっしゃった「マゴワヤサシイ」を実践しています。そして神奈川県のなかで、地産地消ということで有機の農家の方々から仕入れていましたが、保護者の方から、「なるべく関西のものを入れてくれ、それが入らなくなったら海外から入れてくれ」という意見が多く寄せられるようになりました。保護者の方をどのように安心させてあげたらよいのか、わたしたちも軸のようなものを立てられず迷っております。アドバイスをお願いします。

A　とても難しいと思いますが、幼児の食ということであれば、やはり「汚染のないものを」ということです。本来なら、市場に出すものは検査済みという体制でなくてはいけません。しかし、それがされない現状では、そういう体制ができるまでの間は、関西以西のものを買うことは仕方がないと思います。

ただし、輸入の食品にシフトしてはいけません。なぜなら、輸入食品の需要が増えることは、TPP協定(環太平洋戦略的経済連携協定)に参加する勢力に加勢することになるからです。「日本は食料輸入をもっとせよ」、「すべての関税や規制を撤廃して、米をはじめ海外の農産物を大量に買え」と言っているTPPに菅政権は参加しようとしています。

食糧生産地だった福島はじめ東日本の生産力が放射能汚染で急減しているこのときとばかり、内からも外からもTPP賛成派が「食料は海外から」、「規制をすべて撤廃して輸入を増やそう」と勢いづいています。しかし、そんなことになれば日本の農業は徹底的にノックアウトされてしまいます。海外の農産物を買うという選択は、いまでも危機的に低い日本の食料自給力を完全に失うことにつながり、危険です。日本の汚染されていない地域のものを買うことです。

また、まっ先に取ってほしい政策は、福島の食料生産分を補うために日本の全国の農地で目一杯作付けし、増産体制を敷くことです。政府はまずは春の種まきの時期に非汚染地域での作物の増産体制と、米の「減反廃止」をして米の増産策を取るべきでした。

まだ秋まきには間に合います。日本中で食糧の増産をするべきです。そして安全な国産のものを、学校給食や幼稚園はじめ、子どもたちのためにどんどん供給することです。

Q　先ほどのお話で、野菜などは水洗いすることでかなりの放射線の量を落とせるとのことで

したが、水道水で普通に洗っても大丈夫なのでしょうか？　活性炭の話などもありましたが、やはりミネラルウォーターなどを使ったほうが安全なのでしょうか？

A　くり返しになりますが、水道水は、現在は全国ほとんど問題のないレベルに下がっています。野菜などを洗うには、水道水で大丈夫です。飲用水としては、事故前と同じゼロに戻るまでは、あかちゃんのミルクや離乳食などには、軟水のペットボトル水を利用してください。

Q　**いま現在、魚を買うときの、目安をもう少し詳しく教えていただけないでしょうか？　タイ、カレイ、サバ、アジなどの鮮魚の場合、いまの時期はどうなのか、半年後はどうなのか、など。また、たとえば「塩さば」の場合でしたら、福島周辺県産のものとノルウェー産のものとどちらを買うべきなのでしょうか。**

A　底ものの魚はあまり移動しないので、汚染地沿岸のものは避けたいです。また魚食性のタイも大型魚同様、蓄積性があるので、汚染海域のものは避けたほうがいいです。

餌からの食物連鎖からいうと、半年後などに汚染度が上がる可能性があります。汚染地の海岸線につながる県産のものは、頻度高く検査されるようになるまでは避けたいです。

いずれにしても、汚染海域から離れた国内の、たとえば関西以西の海域や日本海とか九州海域、北海道海域などの魚を選ぶしかないのです。輸入ものについては、汚染情報がつかめませんから、避けたほうがよいと思います。今後、海洋汚染は地球規模で相当に広がっていくのではないかと心配されますから。

政府の、海洋汚染の調査に消極的な姿勢は、批判されなければなりません。農産物同様、魚介類の放射能検査は水揚げ港ごとにきめ細かく行い、検査済みかどうかの表示や、基準値以下ということで流通する場合には、その計測値も表記してほしいものです。

クレヨンハウス・ブックレット　同時発売
001『わが子からはじまる　原子力と原発　きほんのき』
上田昌文（NPO法人　市民科学研究室 代表）／著
原発は止めるべき。それに向けてどう動いていくか／福島第一原発事故による放射能汚染の脅威／原子力って？　原発ってどういうもの？／日本の原発　その現状と問題点／子どもが生きる未来のために、いまわたしたちがすべきこと／質疑応答

安田節子

やすだ・せつこ／日本消費者連盟で反原発運動、食の安全と食糧農業問題を担当した後、市民団体「遺伝子組み換え食品いらない！キャンペーン」事務局長を務め、２０００年「食政策センタービジョン21」を設立。情報誌「いのちの講座」の刊行をスタート。２００２年～２００４年まで、環境政党「みどりの会議」副代表委員。現在はＮＰＯ法人「日本有機農業研究会」理事、埼玉大学非常勤講師でもある。『自殺する種子』（平凡社新書）、共著『ＴＰＰと日本の論点』（農文協ブックレット）ほか多数の著書がある。

クレヨンハウス・ブックレット　００２

わが子からはじまる
食べものと放射能のはなし

２０１１年８月１５日　第一刷
２０１１年９月５日　第二刷発行

著　者　安田節子
発行人　落合恵子
発　行　株式会社クレヨンハウス
〒１０７・８６３０
東京都港区北青山３・８・15
ＴＥＬ　０３・３４０６・６３７２
ＦＡＸ　０３・５４８５・７５０２
e-mail　shuppan@crayonhouse.co.jp
URL　http://www.crayonhouse.co.jp
表紙イラスト　平澤一平
装　丁　岩城将志（イワキデザイン室）
本文イラスト　松尾ミユキ
構成・編集　大岡裕子
印刷・製本　大日本印刷株式会社

ISBN 978-4-86101-196-2
C0336 NDC596
Printed in Japan